科学論文はこう作る！

作成ツール使いこなし術

Making Scientific Papers

Masayasu Kojima **児島将康**
久留米大学分子生命科学研究所遺伝情報研究部門

中外医学社

登録商標・商標

Adobe Illustrator、Adobe Acrobat、Adobe Photoshop はアドビシステムズ社（Adobe Systems Inc.）の米国ならびに他の国における商標です。Macintosh、MacOS は Apple Inc. の米国ならびに他の国における登録商標です。Windows、Microsoft Office は Microsoft 社の米国ならびに他の国における登録商標です。EndNote は Thomson Reuters Inc. の商標または登録商標です。本書に掲載されているその他の会社名や商品名につきましては、関係各社の商標または登録商標です。

はじめに

　巷に論文の（内容の）書き方、よい論文のための英文の書き方、よい雑誌に掲載されるための方法など、論文の内容面に関する解説本は多数ある。しかし、科学論文をどのようなソフトを使って、実際にどう仕上げていくかを書いた本はあまりないため、研究を始めたばかりの大学院生や経験の少ない研究者には論文を作る作業そのものが大変である。

　この本は論文内容の書き方を説明した本ではない。論文を作成するための、いくつかの代表的なコンピューターソフトを使った作成技術を書いたものである。

　わたしの周辺の研究者に聞いた限りでは、論文作成のための方法論は、各研究室ごと、各研究者ごとに、あまりに違う。どれひとつとして、同じものはない。論文作成の技術的なことは、各研究室で教わった方法に、各人がアレンジして、作り上げた方法論であるはずだ。しかし、そのようなものは公開されていない。あの有名な研究室は毎年多数の論文を発表しているが、どのようにして多数の論文を作っているのだろう、と昔から疑問だった。（そんなことはないが）それがわかれば、もっと多くの論文が発表できるのではと思っていた。確かなのは、論文作成のテクニックがきちんとしていれば、論文作成に費やす時間が短縮でき、その分、論文の内容に磨きがかけられるということだ。

　本書で書いているソフトの使い方は、わたしが実際に論文作成で使っている方法で、他にもっとよい方法もあるかもしれない。それでもこの本が少しでも皆さんのお役にたって、論文がアクセプトされたと喜んでもらえれば幸いである。

2015年1月

児島将康

目次

Illustrator を使うときに覚えておくと便利なショートカット一覧‥‥‥‥‥‥‥iv

第1章 論文作成の準備

- 1-1 論文を作る‥‥‥‥‥‥‥‥‥‥‥‥‥‥‥‥‥‥‥‥‥‥‥‥‥‥‥2
- 1-2 わたしのパソコンシステム環境‥‥‥‥‥‥‥‥‥‥‥‥‥‥‥‥‥‥6
  - コラム❶ タッチタイピングの修業時代‥‥‥‥‥‥‥‥‥‥‥‥‥‥‥8

第2章 Illustrator で図を描く

- 2-1 Illustrator なんて怖くない‥‥‥‥‥‥‥‥‥‥‥‥‥‥‥‥‥‥‥10
- 2-2 Illustrator の基本‥‥‥‥‥‥‥‥‥‥‥‥‥‥‥‥‥‥‥‥‥‥‥‥11
  1. Illustrator の基本は「面と線」‥‥‥‥‥‥‥‥‥‥‥‥‥‥‥‥12
  2. 2種類の「選択ツール」の使い分け‥‥‥‥‥‥‥‥‥‥‥‥‥‥14
  3. 文字も図形の1つ‥‥‥‥‥‥‥‥‥‥‥‥‥‥‥‥‥‥‥‥‥‥14
  4. 使うべきツールボックスのツールは少ない‥‥‥‥‥‥‥‥‥‥15
  5. 「ペンツール」の威力はすごい‥‥‥‥‥‥‥‥‥‥‥‥‥‥‥‥17
- 2-3 長方形を描く‥‥‥‥‥‥‥‥‥‥‥‥‥‥‥‥‥‥‥‥‥‥‥‥‥19
- 2-4 直線を引く‥‥‥‥‥‥‥‥‥‥‥‥‥‥‥‥‥‥‥‥‥‥‥‥‥‥23
- 2-5 文字を入力する‥‥‥‥‥‥‥‥‥‥‥‥‥‥‥‥‥‥‥‥‥‥‥‥27
  1. 文字入力の準備‥‥‥‥‥‥‥‥‥‥‥‥‥‥‥‥‥‥‥‥‥‥‥27
  2. 2つの文字入力法‥‥‥‥‥‥‥‥‥‥‥‥‥‥‥‥‥‥‥‥‥‥28
- 2-6 Excel から Illustrator へ‥‥‥‥‥‥‥‥‥‥‥‥‥‥‥‥‥‥‥‥31
- 2-7 棒グラフを描く‥‥‥‥‥‥‥‥‥‥‥‥‥‥‥‥‥‥‥‥‥‥‥‥33
  1. Excel のグラフを Illustrator に移す‥‥‥‥‥‥‥‥‥‥‥‥‥33
  2. 長方形を描く‥‥‥‥‥‥‥‥‥‥‥‥‥‥‥‥‥‥‥‥‥‥‥‥35
- 2-8 線グラフを描く‥‥‥‥‥‥‥‥‥‥‥‥‥‥‥‥‥‥‥‥‥‥‥‥38
  1. Excel のグラフを Illustrator に移す‥‥‥‥‥‥‥‥‥‥‥‥‥38
  2. マークを作成する‥‥‥‥‥‥‥‥‥‥‥‥‥‥‥‥‥‥‥‥‥‥39
  3. ポイント間を線で結ぶ‥‥‥‥‥‥‥‥‥‥‥‥‥‥‥‥‥‥‥‥40
  4. 目盛り、数字等を入力する‥‥‥‥‥‥‥‥‥‥‥‥‥‥‥‥‥41
  5. 全体を整える‥‥‥‥‥‥‥‥‥‥‥‥‥‥‥‥‥‥‥‥‥‥‥‥41
- 2-9 Illustrator のグラフ機能を使う‥‥‥‥‥‥‥‥‥‥‥‥‥‥‥‥‥42

目次

2-10	複雑な線の図を描く	44
2-11	S字曲線を描く	49
2-12	画像を含んだ図	54
2-13	Illustrator から PowerPoint へ	56
	コラム❷ Illustrator の修業時代	57

第3章 タッチタイピングをマスターする

3-1	タッチタイピングをマスターする利点	58
3-2	増田式タッチタイピング練習法	59
3-3	増田式タッチタイピング練習法の実際	60
	1. キー位置とホームポジション	60
	2. 右手中段の練習例	61

第4章 EndNote で文献を入力する

4-1	EndNote を使う	62
4-2	EndNote で論文に文献を引用する手順	62
4-3	EndNote の基本画面	63
4-4	EndNote で文献を検索してライブラリを作る	66
4-5	文献のグループ分け	68
4-6	文献ライブラリを投稿雑誌用のフォーマットにする	70
4-7	文献を入力する（Word 編）	71
4-8	文献を入力する（Word を使っていない人のために）	75
	コラム❸ ワープロ・パソコン事始め	77

第5章 パソコンのデータやファイルの管理

5-1	パソコンのデータやファイルをどのように管理するか？	78
5-2	外付けハードディスクでのデータ管理	79
5-3	お勧めはオンラインストレージ	80
5-4	オンラインストレージの例	81
5-5	パソコンを買い替えたときにデータをどうするか？	84
	コラム❹ 電子投稿事始め	85

第6章 いつでもどこでも論文が書ける

- 6-1 クラウドを活用して論文を書く……………………………………………86
- 6-2 注意！オンライン上で削除すると、ファイルは消えてしまう………86
- 6-3 無料ソフトが使えるクラウドサービス……………………………………87
- 6-4 iCloud について…………………………………………………………………88
- 6-5 Google ドライブ（Google Drive）…………………………………………91
- 6-6 OneDrive………………………………………………………………………92
- 6-7 どのサービスがよいのか？…………………………………………………93
  - コラム❺ データ保存の歴史……………………………………………94

第7章 さあ、自信を持って投稿しよう！

- 7-1 PDF ファイルに変換する……………………………………………………96
  - 1. ワープロファイルを PDF ファイルに変換する………………………96
  - 2. 図を PDF ファイルに保存する……………………………………………97
  - 3. PDF ファイルに変換した画像を 1 つにまとめる……………………98
- 7-2 よくわたしが失敗する投稿直前の出来事…………………………………99
- 7-3 それでも、こんな失敗がある！……………………………………………100
- 7-4 さあ、投稿だ！………………………………………………………………100

索引………………………………………………………………………………………101

■ **Illustrator を使うときに覚えておくと便利なショートカット一覧**

ショートカットキー	機能
[space] キー	🖐 手のひらツール
[space] + [command] キー	🔍 ズームイン
[space] + [command] + [option] キー	🔍 ズームアウト
[command] キー	選択ツール ▸ あるいは ▸ ダイレクト選択ツール （その前に使っていた矢印選択ツールによってどちらかになる）
複数の図や文字を選択して [command] + [G] キー	グループ化される
グループ化された図を選択して [command] + [shift] + [G] キー	グループ化解除
[command] + [Z] キー	取り消し（直前の操作を取り消す。何度でも可）
[command] + [shift] + [Z] キー	やり直し（取り消した操作のやり直し）

科学論文はこう作る！
作成ツール使いこなし術
Making Scientific Papers

第1章 論文作成の準備

1-1 論文を作る

論文は研究成果を発表するものである。本文を書く、図を作る、文献を入力する。皆さんは、それぞれの論文作成のステップで、どのようなソフトを使っているのだろうか？

　冒頭の論文はわたしが1999年にNature に発表した食欲を刺激するホルモン"グレリン"の発見の論文である 1-1-1 ～ 1-1-5 。論文発表の舞台裏については、今は廃刊になったMolecular Medicine にエッセイを書いているので、図書館で探して読んで欲しい。

　この論文の評価は結構高く、グレリンに関する研究論文はPubMedで検索すると2015年1月の段階で7,300編を超えている。このグレリン発見の論文には、医学・生物学分野の科学論文に典型的なFigureをいくつか含んでいる。それは棒グラフ、線グラフ、写真などの画像である。

　わたしは機会があれば多くの研究者に、どのワープロソフトを使って本文を書いているか、どのソフトで図を作成しているかを質問する。その結果、ワープロソフト以外は研究

1-1-1

Ghrelin is a growth-hormone-releasing acylated peptide from stomach

わたし（著者）です。

Masayasu Kojima, Hiroshi Hosoda*, Yukari Date*, Masamitsu Nakazato†, Hisayuki Matsuo* & Kenji Kangawa*

*Department of Biochemistry, National Cardiovascular Center Research Institute, Fujishirodai, Suita, Osaka 565-8565, Japan
†Third Department of Internal Medicine, Miyazaki Medical College, Miyazaki 889-1692, Japan

Small synthetic molecules called growth-hormone secretagogues (GHSs)[1-3] stimulate the release of growth hormone (GH) from the pituitary[4,5]. They act through GHS-R, a G-protein-coupled receptor for which the ligand is unknown. Recent cloning of GHS-R[6,7] strongly suggests that an endogenous ligand for the receptor does exist and that there is a mechanism for regulating GH release that is distinct from its regulation by hypothalamic growth-hormone-releasing hormone (GHRH)[4,5]. We now report the purification and identification in rat stomach of an endogenous ligand specific for GHS-R. The purified ligand is a peptide of 28 amino acids, in which the serine 3 residue is n-octanoylated. The acylated peptide specifically releases GH both *in vivo* and *in vitro*, and O-n-octanoylation at serine 3 is essential for the activity. We designate the GH-releasing peptide 'ghrelin'

☞第3章「タッチタイピングをマスターする」

root of the word 'grow'). Human ghrelin apart from two amino acids both rat and human indicates that GH release from the pituitary may be regulated not only by hypothalamic GHRH, but also by ghrelin.

1-1-2

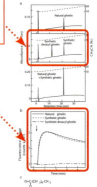

☞第2章「2-10 複雑な線の図を描く」
Illustrator の「ペンツール」が威力を発揮する。

室（研究者ごと？）によって使われているソフトは千差万別である。なかには図を描くのに「まだこんな古いソフトを！」と驚くこともしばしばある。

またわたしは「ブラインドタッチ（タッチタイピング）で文章を打てるか？」とよく質問する。結果は 10 人に聞いて、よくて 1 人が正統なタッチタイピングで打てるという低率である。ほとんどの研究者は昔から自己流で何となくキーを打ってきたから、特に不自由ないと思っている。自慢ではないが（いや、自慢かもしれないが）わたしは、正統なタッチタイピングで文章が打てる。しかもプロにはかなわないが、かなりのスピードで打てると自負している。たいていの研究者よりは速いのではないかな？　これまでに他の研究者

☞ 第2章「2-11 S字曲線を描く」
Illustrator の「ペンツール」を使って、なめらかな S 字曲線を描く。

☞ 第2章「2-7 棒グラフを描く」
基本的なグラフを描いて、Illustrator に慣れよう。

☞ 第2章「2-8 線グラフを描く」
オーソドックスなグラフを描こう。

☞ 第2章「2-12 画像を含んだ図」

☞ 第4章「EndNote で文献を入力する」
これでやっかいな文献入力におさらばだ！

がキーボードで文章を打っているのを横から眺めていて、「俺より速く打てる！」と感嘆したことはない。

　またキーボードが速く打てても、論文の最後には、あの面倒な引用文献が待っている。しかも雑誌ごとに文献のスタイルが違っているため、投稿論文がリジェクトされて別の雑誌に再投稿するときにはまた最初から文献を入力する、あるいは文章を変更したため文献の番号がズレてしまって混乱した、などの経験はないだろうか？

　気になったので、何人かの研究者に現在どのようなソフトを使って論文を作成しているのかを聞いてみた。以下、そのうちの5名の回答。

研究者 A
（研究者の標準的な回答だと思う）
【ワープロ】Word
【図の作成】PowerPoint で作成。
【文献入力】EndNote を使っている。
【オンラインストレージ】
使っていない。

研究者 B
【ワープロ】Word
【図の作成】PowerPoint。用紙サイズを A4 にして、最終的に PDF あるいは tiff ファイルに変換する。グラフは Excel から移す。
【文献入力】EndNote を使っている。
【オンラインストレージ】
使っていない。

研究者 C
【ワープロ】Word
【図の作成】Illustrator で作図している（なんとわたしが以前に Illustrator の使い方を教えたらしい?!）。
【文献入力】EndNote を使っている。
【オンラインストレージ】
使っていない。

研究者 D
【ワープロ】Word
【図の作成】PowerPoint で作成して、PDF や tiff ファイルに変換する。
【文献入力】手入力。
【オンラインストレージ】
使っていない。

研究者 E
【ワープロ】Word
【図の作成】Photoshop か、PowerPoint で作成。
【文献入力】手入力。
【オンラインストレージ】
使っていない。

このようにワープロはほとんどの方はWordを使用しているが、図の作成にIllustratorを使っていたのは1名だった。予想通りPowerPointを使って作図している人が多かった。またこの5名以外でDropbox を使っている方が何名かいたが、オンラインストレージはほとんどの研究者が使っていない。タッチタイピングができると自信を持って答えてくれたのは、わたしの研究室のメンバー以外では1人だった。おそらくもっと多くの方に聞いてみても、同じような傾向になるだろう。

　さて、<u>この本の構成は、実際にわたしが発表した論文の作成に沿って、図の作成から、本文、文献の記入、投稿用ファイルの作り方までを、できるだけ実例のままに説明し、実際に読者が論文作成のときにすぐに役立つようにしてある</u>。

　この本で使用したソフトはすべてMac版（OSX10.9.3）の

① Illustrator（Illustrator CS6）
② Photoshop（Photoshop CS6）
③ Word（Word X for Mac）
④ EndNote（EndNote X7）
⑤ Acrobat（Acrobat 6.0）

である。これらのソフトは、入手も簡単だし、論文作成のために最もポピュラーなものだ。しかし、どのソフトも機能が多く、解説書が分厚く、「とてもこんなに覚えきれない」「使いこなせない」と嘆くかもしれない。しかし、科学論文作成に使うだけならば、それほど高機能な使い方は必要なく、<u>使うべき機能はすごく限られている</u>ので、実はマスターするのは簡単だ。ぜひ以下の章でそのことを実感して欲しい。

第1章 論文作成の準備

1-2 わたしのパソコンシステム環境

現在のわたしのパソコンシステム環境を書いておこう。わたしは昔からずっとMac派である。最初に買ったMacintosh Classic IIはいまでも研究室に大事に飾ってある。

デスク上のパソコン：iMac 27インチモニタ（2013年11月購入）

メインのパソコンはこれで十分。ワープロ、イラスト、画像処理、どんな作業でも処理速度に問題はないし、画面も大きくて見やすい。以前はMac Proにモニタを接続して使っていたが、7～8年経過して内蔵ハードディスクがクラッシュ。現在のiMacの処理速度ならば、論文作成やデータ処理に十分なので、今回はモニター体型のiMacを購入した。これに27インチモニタを別に1台付け加えて、A4用紙が4枚分くらいのスペースに画面を広くして使っている。作業する画面は広い方が使いやすいことは、これまでも実感している。

外出先で使用するノートパソコン：MacBook Air

以前のMacBookは重くて出張のたびに悲鳴をあげていたので、現在ではなるべく軽くということでMacBook Air 11インチの、一番軽いものを愛用している。このくらいならば持ち運びは苦にならない。この原稿もMacBook Airを使って自宅で書いている。内蔵メモリはフラッシュストレージで、起動やデータ保存が非常に軽快である。

iPadはノートパソコンと比べると、より軽いので、一時期、出張のときにはノートパソコンではなくiPadを持って行くときもあった。iPadでも原稿を書いたり、プレゼンソフトで学会発表もできるが、やはりキーボードがないと修正するときの作業効率が悪い。結局、現在では軽いノートパソコンにしている。

データの保存

デスクトップ・パソコンのデータ保存は、内蔵ハードディスク、外付けハードディスク（1台）、オンラインストレージの3つで行っている。オンラインストレージはデータのバックアップ用としてBackblaze（☞ p.82）と契約しており、またファイルの一時保存にはiCloud（☞ p.88）かDropbox（☞ p.82）を使っている。

データの持ち運び

当然のようにメモリースティックを使ってデータの持ち運びをするが、最近では保存容量の小さなワープロファイルなどはDropboxかiCloudを使ってやり取りすることが多く、以前ほどはメモリースティックを使っていない。学会などではMacBook Airを持参するが、

バックアップ用にプレゼンファイルをメモリースティックに保存して持って行く。

使用しているソフト

- **ワープロ**：もっぱらAppleのPages。無料だし、操作が簡単。基本的には文章はこれで入力する。あとは（仕方なく）Word。ネットからダウンロードする書類はほとんどがWordファイルになっているからだ。科研費申請書も最後にはWordファイルで作成する。PagesでもWordファイルを開くことができるが、枠線などがあるとずれてしまうので、最終的にはWordに文章を移し変えて、レイアウトを整える。
- **イラスト**：論文の図を作成するにはIllustratorを使用する。慣れれば非常に使いやすいソフトなのに、使っていない研究者が多いのに驚く。高価とのイメージがあるが、場合によってはクラウドから1カ月単位での使用もできる。「なぜIllustratorを使わないのか？」というのが、愛用者としての正直な感想。
- **画像処理**：写真の処理はPhotoshop。余計な部分のトリミングくらいにしか使わない。画像の切り貼りには使わないので念のため。たまに論文の図はPhotoshopで作るという人がいて驚愕する。どうやって……。
- **表計算**：普段はもっぱらAppleのNumbers。Wordと同じくダウンロードしてくる書類はExcelのものが多いので、Excelも準備してある。
- **プレゼンテーション**：AppleのKeynoteを使用。PowerPointは使わないが、準備はしてある。学会標準はPowerPointであるので、Keynote派のわたしは講演では必ず自分のノートパソコンを持参する。なぜPowerPointを使わないのか？　みんなが使っているからです。
- **その他に愛用しているソフト**：わたしの医学生物学系の研究では、以上のパソコン環境で十分。外付けハードディスクへの自動バックアップ用には、Mac付属のTime Machineを使って定期的に自動保存している。

　以上がわたしのシステム構成だが、たぶん多くの方と異なるのは、定番のマイクロソフトのソフトを使わないことだろう。なぜ？　わたしのへそ曲がりの性格もあるが、Wordにしても、PowerPointにしても、いろいろな点で使いにくい。例えばワードでは、箇条書きにしていると勝手に数字を加えたり、英文で勝手に大文字にしたりとかだ。もちろん設定を変更すればよいのだが、あまりに機能が豊富で使いこなせない。なるべくシンプルなソフトを使うのが好きだし、現在ではAppleのソフトの多くは無料なので、もっぱらこれらを使っている。

　大量の実験データを処理する以外には、論文を書くためには基本的に高性能なハイスペックなパソコンは必要ないので、ソフトさえ動けば問題はない。

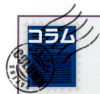

❶タッチタイピングの修業時代

　わたしはワープロの入力はかなり速いほうだと自負（自慢）している。なんと言っても正統なタッチタイピングである。キーボードを見なくても入力できる。空でタイプが打てる。報告書などの文章を打つのが速い。入力が速すぎて、意味のわからない文章もたくさん書く。

　わたしのタッチタイピングは自然にできたわけではなく、ちゃんと練習して身に付けたのだ。本文中にも書いたが、左右の指一本で入力していたごく初期のころから、ある日、一念奮起して身に付けたのだ。

　大学院生のときに、パソコンが普及し始めて、ワープロが使える時代になった。最初のうちは自己流で入力していたが、ある日、本屋で「ワープロ徹底操縦法」（大村泉著）という岩波新書を見つけた。ワープロ入力にアレルギーがあったわたしはさっそく買い求めて読んでみた。そのなかにタッチタイピングの「増田法」が紹介してあった。「これだ！」と直感したわたしは早速紹介されていた「増田忠」先生の「キーボード入力練習帳」を買ってきて練習することにした。

　当時、生活費を稼ぐために夜間当直のバイトをしていた。何もなければ当直の時間は暇で、そこにあったNECのPCで練習した。「キーボード入力練習帳」に沿って、ひたすら練習した。と言っても練習方法は単純なものなので、一通り終えるのに1時間もかからなかった。「本当にこんなことで身に付くのかしら？」と思ったが、信じるしかない。

　当直明けの翌日には研究室で後輩のI-Y君のパソコンを無理矢理使わせてもらって（自分のパソコンは持っていなかった）、研究室のNatureからサマリーの英文を入力練習した。せっかくなので勉強を兼ねようとしたのだ。まず昨晩の復習を簡単に行って、英文サマリーを入力し始めた。ところがそれはまさに亀の歩み。指は動かないし、間違った入力が多いし、散々なスタートだった。アルファベットを選ぶのにいちいち立ち止まって、なんとなくこのキーかと確認しながらだった。指一本でキーボートを見ながら打つ方がはるかに速い。後輩のI-Y君は面白そうに見ているだけで、どうせできないだろうという空気を感じた。

　それにもめげず翌日も、翌々日も、1日に論文1報のサマリー入力をノルマにして練習していくと、なんと次第次第に入力速度はアップしていくではないか。しかも曲がりなりにもタッチタイピングらしきもので、5本の指全部を使っている！「キーボード入力練習帳」の復習は最初の2～3日だけで、あとはひたすら文章を入力していくと、1週間くらいでタッチタイピングがマスターできたのだ。嬉しかった。わたしの悪い癖で「タッチタイピングができるようになった」とみんなに自慢していった。パソコンの持ち主の後輩I-Y君には、「タッチタイピングができないのに、パソコンを持っていても無駄じゃないか」とまで言ってしまった。するとI-Y君、俄然、闘争本能に火がついたのか、タッチタイピングを練習し始めた。もちろんわたしが教えた「キーボード入力練習帳」を使ってだ。他の人でもできるのか興味津々で見ていると、なんとI-Y君もほんの1週間くらいでタッチタイピングをマスターした。

「これはすごい」と、その後はことあるごとに、「わたしはタッチタイピングができる」、「増田忠先生の『キーボード入力練習帳』を使って練習した」と宣伝した。研究室でも盛んに宣伝して、いいぞいいぞと勧めたので、これまでにマスターした人は10人以上になるだろうか。わたしから「教わったことのなかで一番良かった」とまで言われたこともある。今でも「キーボード入力練習帳」は手元にあり、研究室に新人が入ってきたときには「1週間練習すること」と命令して強制的に練習させている。最初はいやがっていても、マスターするとみな感謝する。ともかく練習すれば誰でもタッチタイピングをマスターできる。

　これまで練習方法の本を紹介したのにマスターできなかった例外もある。その一人はK先生である。その理由は簡単。「練習しなかったから」である。

　これまでの経験で、「キーボード入力練習帳」をひととおり練習した人は1週間くらいで必ずマスターできている。この本を読んでいるあなた、タッチタイピングができないのなら、ぜひ練習をして身に付けてほしい。世界が変わりますぞ（この文章も30分くらいで書いた）。

第2章 Illustratorで図を描く

2-1 Illustratorなんて怖くない

　論文を作成していくときの順番は研究者によって異なっているだろうが、まずは、実験データに基づいてFigureを作成する人が多いのではないだろうか。あるいは実験データがある程度出た段階で、すでに論文発表を目指して図を作成しているかもしれない。また作成した図を並べて見ていると、論文の構成が浮かんでくるし、追加すべき実験も思いつく。そこで、論文作成の第一歩として、まずは図を作ることをお勧めする。

　さて、皆さんはどのソフトを使って作図していますか？　わたしはIllustratorを愛用しているし、これを絶対お勧めする。Illustratorは論文の図を作るのに非常に優れたソフトである。多くのプロのデザイナーが使用しており、解説書も多く市販されている。それにもかかわらず、研究者がIllustratorをあまり使わないのは、使い方が難しいと誤解されているのが理由だ。しかも、ソフトのマニュアルあるいは市販のIllustratorの解説書が、「イラストを作成する」ための使い方を中心にしているため、科学論文の図作成のマニュアルとしては役に立たないからだと思う。そのため研究者はIllustrator以外の、さまざまなソフトを使って図を作成している。

　わたしの知り合いは、PowerPointやPhotoshopで図を作成している人が多い。しかし、言うまでもないが、これらのソフトはそれぞれ、プレゼンテーションや画像処理というのが本来の目的で、図を描くためのソフトではない。

　プロのデザイナーがIllustratorを使うのと違って、科学論文の作図にIllustratorを使用する場合、マスターしておくべき必要な機能はごくわずかである。そのため、少し練習するだけで、簡単に論文の図を描けるくらいにIllustratorをマスターできる。そしていったん、Illustratorで作図をすると、二度と他の作図用ソフトに戻れなくなる。それほど、Illustratorは使いやすい。

　Illustratorなくして、Figureなし！　ぜひともIllustratorをマスターしてほしい。

第2章　Illustratorで図を描く

2-2　Illustratorの基本

2-2-1 はわたしが使っているIllustratorを立ち上げたときの初期画面の例。作業スペースや、ボックス、パレットなどの背景色を明るい色に変えるには、メニューバーから「Illustrator」→「環境設定」→「ユーザーインターフェース...」で、「明るさ」を「やや明るめ」あるいは「明」にする。背景などは明るいほうが見やすいと思う。

　また、使いやすいようにパレットを選んで配置しておく。メニューバーの「ウィンドウ」でパレットを画面上に配置しておく。必要なパレットとして、文字、線種、カラー、整列、レイヤーの5つがあれば十分である。

　まず、Illustratorの重要な点をいくつか説明していく。最も重要なポイントは、
① Illustratorの基本は「面と線」
② 2種類の選択ツールの使い分け
である。

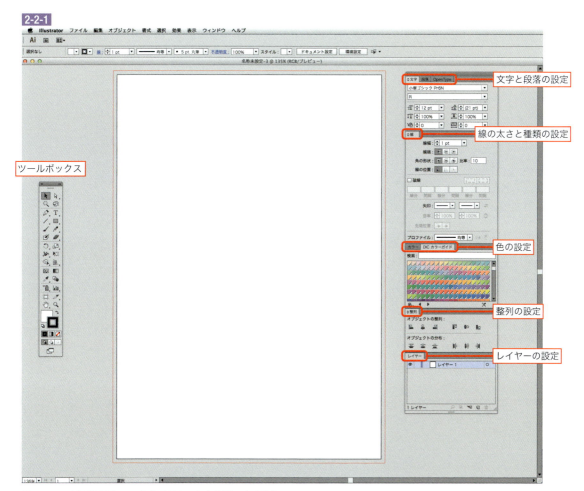

Illustratorの初期画面。ここにあるパレットを作図でよく使う。

1 Illustratorの基本は「面と線」

Illustratorの基本は「面と線」である。まずは、このことを覚えておいてほしい。Illustratorでは図形に加えて文字や線分でも、「面と線」の設定が別々にできる。この点がPowerPointなどとは大きく異なる。

初期画面でまず理解しておかないといけないのは、「面（塗り）」と「線」の設定である。「面（塗り）」をオンにするのか、しないのか。色はどうするのか。また「線」も同じく、オンかオフか、色はどうするのかなど設定しなければならない（Illustratorのツールボックスでは、「面」ではなく「塗り」になっているが、この本では以後も「面」と「塗り」は同じものとして扱っていく）。

「面」と「線」の色指定

Illustratorで描いた図形では、「面（塗り）」と「線」とを別々の色で指定できる。例えば、2-2-2 では面は薄緑、線は黒に設定してある。

色はカラーパレットで選択できる。また線の太さや種類（破線など）は線パレットで変更する。

文字にも「面」と「線」がある

文字も同じく、面と周囲の線とを別々に指示できる。2-2-3 では「GH」という文字に対して、線をオレンジ、面を黒に指定してある。

> ⚠ 注意！
> ただし、文字を図の中に記入するときには、面（塗り）のみを有効にして、線は通常「なし」に設定して使うのがよい。**面のみ有効のときがワープロなどのフォントと同じ文字の形になる。**

「面」と「線」の設定

「面と線」の設定や色はツールボックスの下部の部分で行う。「線は使わない」とか、「面と線の色はそれぞれどうなっているのか」など、この部分を常に注意しておく！ 2-2-4

まず「面（塗り）」と「線」のどちらか使う方をクリックして、前面にもってきて設定する 2-2-5。

「面（塗り）」と「線」の部分の下に左から、「カラー」「グラデーション」「なし」と３つの設定がある 2-2-6。

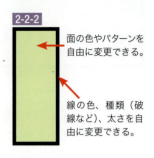

2-2-2

面の色やパターンを自由に変更できる。

線の色、種類（破線など）、太さを自由に変更できる。

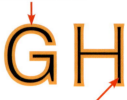

2-2-3

線の色、種類（破線など）、太さを自由に変更できる。

面の色やパターンを自由に変更できる。

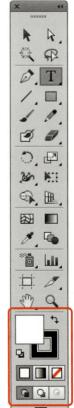

2-2-4

この部分が重要！

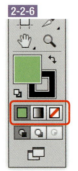

2-2-5

「面（塗り）」と「線」のどちらかを前面に持ってきて設定する。

2-2-6

左から「カラー」「グラデーション」「なし」

「面（塗り）」か「線」を選んで、塗りは「あり」なのか、色をどうするのか、また塗りは「なし」なのかを指示する。

例をあげよう 2-2-7 。（左）線は黒で、面は塗りなし。（中央）線は黒、面はピンク。（右）線はオレンジ、面は薄緑。

配色の変更・取り消し

図形の色を変更するときには、対象の図をまず「選択ツール」（ツールボックスの一番上の左：矢印ツール）でクリックして選択する 2-2-8 。ツールボックス下の面（「塗り」）を「線」よりも前面に持ってきて、「なし」をクリックすると色が消える。

色の設定や変更は、やはり図を「選択ツール」で選択しておいて、「塗り」を前面に持ってきておく 2-2-9 。カラーパレットで変更しようとする色をクリックして指定すると色が変わる。カラーパレットはメニューの「ウィンドウ」→「スウォッチライブラリ」を開くと、いろんな種類のカラーパレットがある。好みのパレットから色を指定すればよい。

もう一度おさらいしておくと、**Illustrator では図形、文字、線など、すべてにおいて「面と線」を設定する必要がある**。ツールボックスの「面（塗り）」と「線」を意識して使うように。

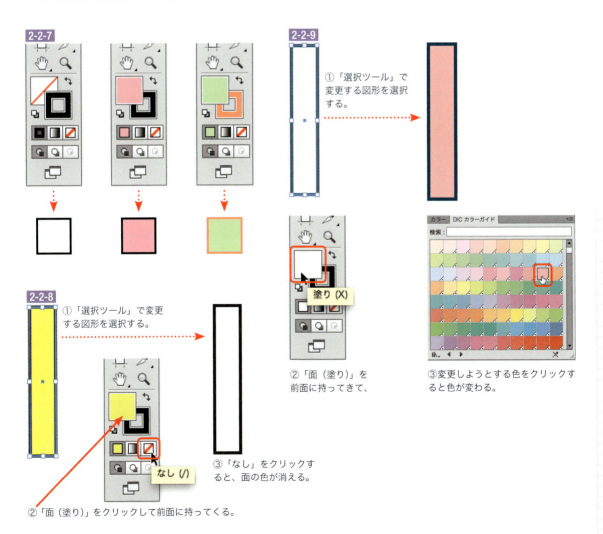

2　2種類の「選択ツール」の使い分け

　矢印ポインタの「選択ツール」はツールボックスの最上位に位置しているように、もっとも頻繁に使う重要なツールである。PowerPointなどでは、図形を指示するときに使う選択ツール（矢印ポインタ）は1種類しかないが、**Illustratorでは選択ツールには2種類あって、この区別をしっかりと理解しておかないと混乱して、「Illustratorは使いにくい」となる。**

　Illustratorの「選択ツール」（矢印ツール）は、次の2つである。
① 一般的な「選択ツール」黒い矢印：図形や線、文字を選択したり、変形するのに使う。最も頻繁に使うツール。
② 「ダイレクト選択ツール」白い矢印：**グループ化※してある図形でも、一部分だけ選択でき、その部分だけ変更できる**、非常に便利なツール。

> ※グループ化とは複数の図形や文字を1つのもの（オブジェクト）にすることで、グループ化するとまとめて移動や拡大縮小ができる。グループ化するには、複数の図形や文字をマウスで選択して、「オブジェクト」→「グループ」と指示するか、ショートカットとして command ＋ G キーを押す。

　2つの選択ツールの区別は簡単なのだが、説明書を読まないまま使って混乱する人が意外に多い。

選択ツール

　Illustratorでは図形や文字で、何かを変更するときには、まず「選択ツール」の矢印ポインタで対象となる図形や文字を選択してから変更する 2-2-10 。それ以外にも「選択ツール」は、図形や文字を動かすときや変形するときに使う。

ダイレクト選択ツール

　「選択ツール」によく似た「ダイレクト選択ツール」は、グループ化している図形の一部分だけを選択して変更できる非常に便利なツールであり、実際によく使う 2-2-11 。変更後の図形はグループ化されたままである。

　便利な使い方として、「選択ツール」以外のツールを使っているときでも、command キーを押すと、「選択ツール」か「ダイレクト選択ツール」のどちらか、その前に使っていた方のツールが現れて操作できる。

　この2つの「選択ツール」を区別して使うと、Illustratorの操作は行いやすい。

　以下にその他のポイントをいくつか書いておこう。

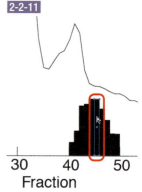

2-2-10
「選択ツール」（左）と「ダイレクト選択ツール」（右）

2-2-11
「ダイレクト選択ツール」はグループ化してある図形を、グループ化したまま、一部分を選択して変更することができる。

3　文字も図形の1つ

　Illustratorでは文字も図形と同じである。 そのため拡大縮小によって図形とともに文字の大きさも変化する。PowerPointなどではこうはいかない。PowerPointでは文字はあくまで文字で、図形ではない。文字の「面と線」を図形のように別々には設定できない。

　Illustratorで作成した図は、図形と文字を混在させた図でも、全体のバランスが崩れずに拡大縮小が自由自在にできる 2-2-12 。

PowerPointで作成した図は、拡大縮小によって図と文字のバランスが崩れてしまう 2-2-13 。このようにPowerPointでは図と文字はあくまで独立したものだが、Illustratorでは図と文字を同次元で扱える。

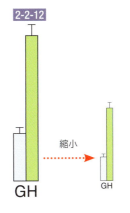

2-2-12

Illustratorの場合

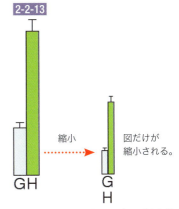

2-2-13

PowerPointの場合は図だけが拡大縮小されて、文字とのバランスが崩れる。

4 使うべきツールボックスのツールは少ない

Illustratorの「ツールボックス」には感覚的にわかりにくいツールが多い。文字、長方形・円などの基本図形、直線ツールくらいはすぐに理解できる 2-2-14 。でも黒と白の選択（矢印）ツールの違いは？鉛筆ツールはすぐに使えるけど、ペンツールは？ あとのツールはいったい何？

しかし、実際に論文の作図に使用するツールはおもに以下のものである。

① 「選択ツール」と②「ダイレクト選択ツール」の2つは先に説明した。
③ 「ペンツール」：直線や曲線、連続した線、複雑な線を描くのに使う。これも慣れると非常に便利なツールである。あとで説明するが「ペンツール」はクリックして使う。
④ 「文字ツール」：文字の入力。
⑤ 「直線ツール」：直線を描く。「ペンツール」の方が慣れると使いやすい。
⑥ 「長方形ツール」「楕円形ツール」：長方形（正方形）、楕円（円）を描くときに使用。
⑦ 「線」と「塗り」：図形、線、文字の「線」と「（面の）塗り」を設定する。
⑧ 「カラー」と「色なし」は⑦で指示した線と面を、塗るか塗らないかを設定したり、線と面の色の種類を選ぶのに使う。

その他で、しばしば使うのが「手のひらツール」と「ズームツール」である 2-2-15 。

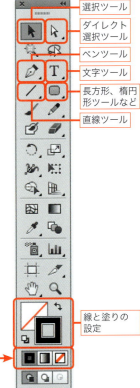

2-2-14

選択ツール
ダイレクト選択ツール
ペンツール
文字ツール
長方形、楕円形ツールなど
直線ツール

線と塗りの設定

左が「カラー」の指定、右が「なし」で色を塗らないように指定する。真ん中は「グラデーション」で、科学論文では普通使わない。

2-2-15

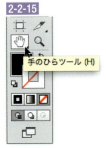

手のひらツール (H)

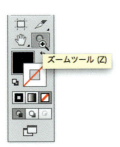

ズームツール (Z)

手のひらツールで作業面を動かす

「手のひらツール」は画面のIllustratorの作業面を、ちょうど机の上の書類を手で動かす感じで動かすときに使う 2-2-16。「手のひらツール」を選択すると、画面に手のひら型のポインタが現れる。クリックすると「手のひら」型のポインタが「握り」型になる。クリックしたままマウスを動かす（いわゆるドラッグする）と作業面が動く。スクロールバーを上下、左右に動かさずに画面を動かせるので非常に便利である。マウスによっては（例えばMacユーザーならばマジックマウス）指先を上下左右に動かすことで、簡単に画面を移動することができる。

ズームツールで作業面を拡大・縮小

「ズームツール」は図の拡大・縮小に使う 2-2-17。option キーを押すと、縮小用の虫眼鏡になる。

ショートカットキーを用いてより簡単に

「手のひらツール」と「ズームツール」は「ツールボックス」を選択しないでも使える。他のツール、たとえば「長方形ツール」を使いながらでも、space キーを押すと「手のひらツール」になるし、space + command キーの組み合わせで「ズームツール」の拡大、space + command + option キーの組み合わせで「ズームツール」の縮小になる 2-2-18。この方法はいちいちツールボックスに戻らなくていいから非常に便利だ。ぜひ、覚えておいてほしい。

たまに使う「はさみ」ツール

たまに使うのが、「はさみ」（と「ナイフ」）ツール 2-2-19。余計な線や図形の一部を切ったりするのに使う。はさみやナイフで紙やひもを切る感覚で使える。その場合も対象とする図形や線を選択ツールで選択してから処理する。

その他のツール類は滅多に使わない。私もこれまで使ったことがないものもある。これらはプロのデザイナー用であり、論文の図作成にはほとんど必要ない。

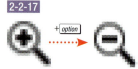

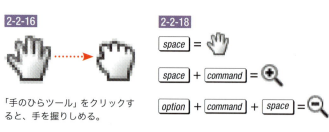

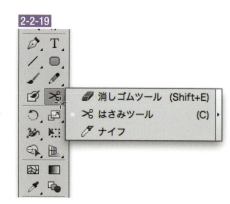

5 「ペンツール」の威力はすごい

「ペンツール」はいろいろな線を描くのに使う。「ペンツール」が使いにくいと感じるのは、ドロー系ソフトには同じようなツールがないからだ（実は同じ機能のベジェ曲線はPowerPointにもあるが、非常に使いにくい）。

「ペンツール」による線の描き方

「ペンツール」はクリックして使う！　始点と終点を結ぶ直線を描くには、始点をクリックして、次いで終点をクリックすると、始点と終点を結んだ直線が描ける 2-2-20 。

「直線ツール」が、始点から終点までドラッグして使うのとは対照的である 2-2-21 。

「ペンツール」を使ってポイントを次々にクリックしていけば、連続した直線が描ける 2-2-22 。

「ペンツール」でも「線」と「面」を意識しよう

ただし「ペンツール」を使う場合も、「面（塗り）」と「線」の設定をしておかないと、 2-2-23 のような「塗り」の部分ができて変になる。これは、線で囲まれた部分は一種の面になること、そしてその面の「塗り」

> ⚠ 注意！
> 「ペンツール」で終点をクリックしたら、必ず線を完了させること。そうしないと、別の線を描こうとして「ペンツール」で次の始点をクリックすると、先の終点とつながってしまう。「ペンツール」を完了させるには、command キーを押しながら「ペンツール」で描いた線以外の場所をクリックするか、ツールバーの「ペンツール」以外のツールを選択する。

2-2-20

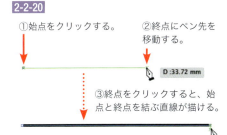

①始点をクリックする。
②終点にペン先を移動する。
③終点をクリックすると、始点と終点を結ぶ直線が描ける。

2-2-21

直線ツールは始点から終点へポインタをドラッグする。

2-2-22

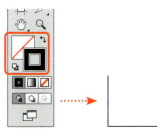

①「ペンツール」で始点をクリック。
②次のポイントをクリック。
③終点をクリックすると、始点から終点までを連続してつないだ線が描ける。

2-2-23

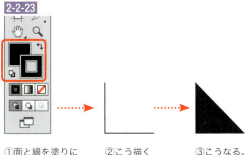

①面と線を塗りにしておくと、
②こう描くつもりが、
③こうなる。

④「面（塗り）」をなしにしておくと、望み通りの線が描ける。

を黒に塗るように指示しているからである。

「ペンツール」で曲線も描ける

「ペンツール」で各ポイントをクリックして、マウスをドラッグすると曲線になる。線の部分には見慣れないバーがついてくるが、どう使うのだろうか？「ペンツール」では曲線も自由に描けるので、変形のために 2-2-24 のようなバーがついてくるのだ。詳しくは第2章「2-11 S字曲線を描く（☞ p.49）」を参照してください。

Illustratorの重要なポイントをまとめておくと
- Illustratorの本質は「面と線」であること。
- 「選択ツール」と「ダイレクト選択ツール」を区別して使うこと。
- 文字も図形の1つであることを意識すること。
- 図形でも文字でも「塗り（面）」と「線」の設定をきちんとやること。
- 「ペンツール」はクリックして使うこと。

Mac 愛用の知り合いの研究者が、論文の図作成に使っているソフトが未だに Mac Draw というの聞いてショックを受けた。とっくの昔に発売終了、開発中止となった Mac Draw を使っているというのも驚きだが、その古いソフトが現在のパソコンで動くというのも、もっと驚きだ。

Canvas を使っている研究者もいるが、残念ながら Mac 版はバージョン X で開発中止、あとは Windows 版しかない。

このような現状なので、作図専用のソフトとしてはほとんど Illustrator しかない。幸い Mac 版もあるし、クラウド版で1カ月契約も可能である。Illustratorの利点は作図には使いやすいこと。最初は我慢していろいろとトライしてみると、案外使いやすいことが実感できると思う。

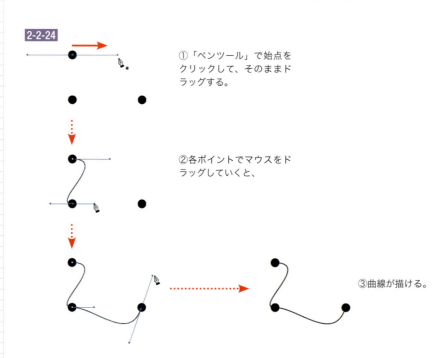

2-2-24

① 「ペンツール」で始点をクリックして、そのままドラッグする。

② 各ポイントでマウスをドラッグしていくと、

③ 曲線が描ける。

第2章 Illustratorで図を描く

2-3 長方形を描く

　手元の科学雑誌を見ると、棒グラフが一番多い。そこでIllustratorで長方形さえきちんと描ければ、論文に必要な図の半分くらいは描ける。まずは長方形の描き方から。

　Illustratorを立ち上げて、メニューから「ファイル」→「新規...」で新規ドキュメントの画面を出す 2-3-1 。「カラーモード」は後で変更できるので、CMYK、RGBどちらでもよい。デフォルトではA4サイズの枠が画面に表示される。
　次に「線」と「面（塗り）」を設定しておく。繰り返すが、Illustratorの基本は「線」と「面（塗り）」である。

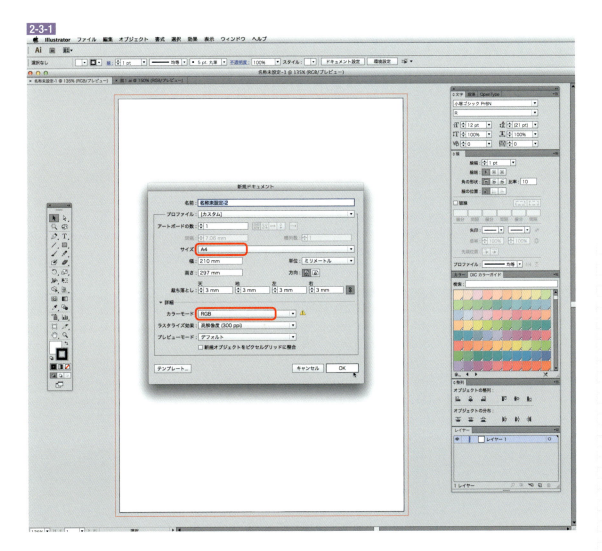

2-3-1

ツールボックスの下の部分の「線」をクリックして前面に出し、「カラー」をクリックして、カラーパレットから黒を指示しておく 2-3-2 （普通、論文の図では枠は黒だろう）。またツールボックスの「塗り」をクリックして前面に出し、ここでは「なし」をクリックしておく。長方形をカラーで塗る場合にはこの部分をあとで変更できる。枠線の太さは線パレットで変更する。

ツールボックスの「長方形ツール」をクリックして「長方形ツール」を指示する 2-3-3 。

この「長方形ツール」のボックスの右下に小さな黒の三角があり、ここをクリックすると通常は非表示のサブメニューが開いて、長方形ツールや楕円形ツール（円を描くとき）、多角形ツールなどを指示できる 2-3-4 。

「長方形ツール」で画面の始点（適当な場所でいい）をクリックして、クリックしたままドラッグすると長方形が描ける 2-3-5 。また、 shift キーを押したままドラッグすると正方形が描ける。このあたりの操作は Power Point でも同じである。

Illustrator で重要なことは、描いた図形を変形したり、色を変えたりするとき、まず、対象となる図形を選択ツール（ツールボックスの左上の矢印）のポインタで選択しておくことである。またグループ化した図の一部分の長方形だけを選択するなら「ダイレクト選択ツール」を使う。

長方形の形を変えるには？

長方形を変形するには、まず選択ツール（矢印）で長方形をクリックして選択する 2-3-6 。面を塗っていないときには、長方形の線上をクリックすると選択できる。面を塗った長方形なら、どの部分をクリックしても長方形を選択できる。枠とともに、四隅と線中央に白抜きの小さな四角が出る。この全体をバウンディング・ボックス、小さな四角をハンドルという。

ハンドルをドラッグすると、長方形は変形する 2-3-7 。

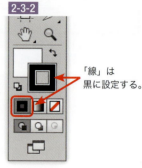

線と面の設定をしておく。

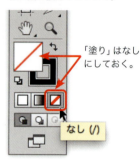

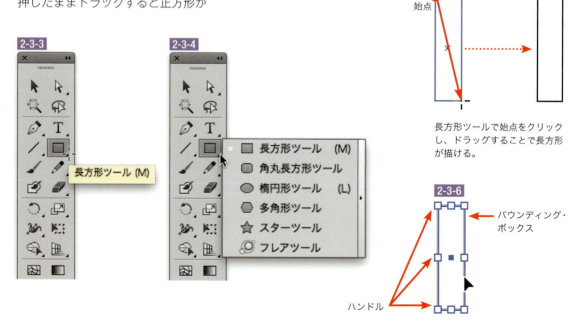

長方形を回転させるには？

　選択ツールで長方形を指示して、ハンドルの周辺に選択ツールのポインタを近づけると、回転用の矢印に変わる 2-3-8 。そのとき、マウスをクリックしたまま動かすと、図形は回転する。シフトを押したままで動かすと、45 度単位で回転する。

　また、回転させる図形を選択しておいて、メニューから「オブジェクト」→「変形」→「回転…」で回転のウィンドウを出し、そこに回転角度を入力して「OK」をクリックして回転させることもできる。

線の太さを変えるには？

　長方形の線の太さを変更するには、まず長方形を「選択ツール」で選択しておく 2-3-9 。線パレットから線の太さを指示すると、線幅を変えることができる。

　線パレットが画面上にないときには、メニューから「ウィンドウ」をプルダウンし、「線」を指示すると画面上に表示される。

カラーで塗るには？

　長方形をカラーで塗るには、やはり、まず長方形を選択ツールで選択する 2-3-10 。次にツールボックスの「塗り」をクリックして前面に持ってくる。「カラー」をクリックして、好みの色をカラーパレットから選択する。わたしはスウォッチライブラリの「システム (Macintosh)」や「DIC カラーガイド」を使っている。メ

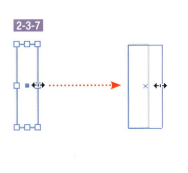

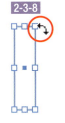

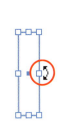

選択ツールをハンドルに近づけると、回転用の矢印が出てくる。

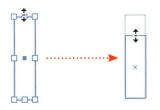

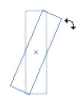

回転の矢印を表示させて、マウスをドラッグすると図形は回転する。

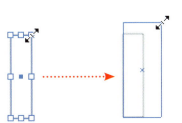

長方形の変形

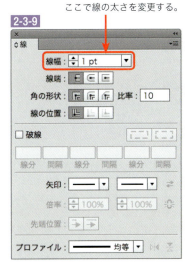

ここで線の太さを変更する。

① 「塗り」をクリックして前面に持ってくる。

② 「カラー」をクリックして、色を指定する。

ニューから「ウィンドウ」→「スウォッチライブラリ」と進んで、好みのパレットを出す。

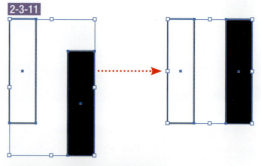

長方形を整列させるには？

棒グラフでは同じ幅の長方形を並べることが多い。図形を整列させるには整列パレットで指示する 2-3-11 。

整列させる長方形を選択して、整列パレットから「垂直方向下に整列」をクリックする。こうすると簡単に整列する。整列パレットには他にもいろいろな整列の仕方が設定されている。

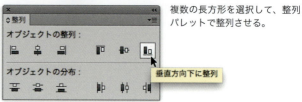

複数の長方形を選択して、整列パレットで整列させる。

3つ以上の図形を等間隔に並べるには、並べる図形をすべて指示して、整列パレットの「水平方向中央に分布」をクリックする 2-3-12 。こうすると左右両端の図形の間に等間隔に図形が配置される。

また、図形を垂直方向に等間隔に整列させるには「垂直方向…に分布」をクリックする。

つまり両端の図の位置をしっかり決めておけば、複数の図形（あるいはグラフの目盛など）を等間隔に配置することは簡単にできる。

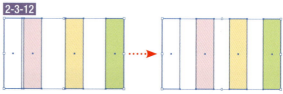

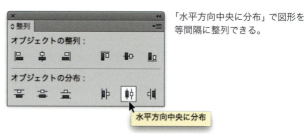

「水平方向中央に分布」で図形を等間隔に整列できる。

画面上のパレットを整理するには？
パレットを結合するには？

作図の作業を進めていくと、画面上にパレットをいくつも出すことになる。しかし、画面上にパレットがたくさんあると作業がやりにくい。このようなときには、いくつかのパレットを結合して整理することができる。例として「カラー」パレットと「システム（Macintosh）」パレットを結合させる。パレットの名前あるいはバーの部分をドラッグして、別のパレット上に持ってきて、放すと1つのパレットに結合される 2-3-13 。パレットの分離は逆に、パレットの名前の部分をドラッグして、パレット外に持っていくと分離する。

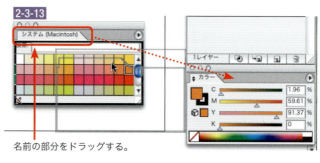

名前の部分をドラッグする。

パレット上に持ってきて放すと、パレット同士が結合する。

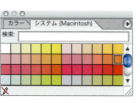

結合したパレット。

第2章 Illustratorで図を描く

2-4 直線を引く

グラフを描くためには直線を引くことが必要だ。直線を引くにはツールボックスの「直線ツール」か「ペンツール」を使う。直線も、長さや太さの変更をするときには、まず対象の直線を選択してから指示をする。直線を選択するにも、長方形などと同じくツールボックス左上の「選択ツール」で行う。またグループ化した図形から変更する直線のみを指示するときには「ダイレクト選択ツール」を使う。

「直線ツール」はPowerPointなどの直線ツールと同じ操作で使える 2-4-1 。始点と終点からなる1本の直線のみを引ける。一方、「ペンツール」は連続した直線やS字曲線を描くことができる。使い慣れると「ペンツール」の方が便利だ。しかも「ペンツール」のポインタはペン先の形をしていて、「直線ツール」のポインタに比べて感覚的にも使いやすい。

まずは「直線ツール」を使う

「直線ツール」を選択する。＋型をした「直線ツール」のポインタで始点をクリックし、終点までドラッグする 2-4-2 。ドロー系と同じ操作だから、わかりますよね。シフトを押したままで操作すると、画面に平行な直線から45度単位で角度を変えた直線が引ける。

次に「ペンツール」を使って

「ペンツール」を選択する。「ペンツール」には＋, －がついたペンツールもあるが、あまり使わない。ツールボックスの「線」と「塗り」の部分で、「塗り」の部分を「なし」にしておくこと 2-4-3 。さもないと直線で囲まれた部分が塗りになってしまう 2-4-4 。

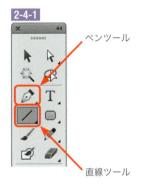
ペンツール
直線ツール

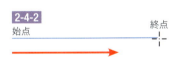
始点　　　　　　　　　終点

直線ツールでは始点をクリックして、終点までポインタをドラッグする。

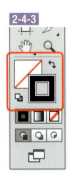
図に線を引く場合は、「線」のみ有効で、「塗り」はなしにしておく。

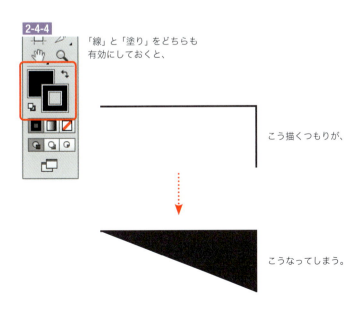
「線」と「塗り」をどちらも有効にしておくと、

こう描くつもりが、

こうなってしまう。

ペンツールでは、始点と終点をクリックするだけで、両者を結んだ直線が引ける。まず「ペンツール」のポインタで始点をクリックする 2-4-5 。次に、ポインタを終点に持ってきてもう一度クリックする。シフトを押したままでクリックすると画面に平行な直線から、45度単位で角度を変えた直線が引ける。

「ペンツール」を使う注意点として、**必ず線を完了させること！** さもないと画面をクリックするごとに不要な連続した図形になってしまう 2-4-6 。線を完了させるときには、command キーを押さえたままで、線以外の画面をクリックするか、ツール・ボックスの「ペンツール」以外のツールをクリックする。

連続して直線を描くには？

連続した直線を引いていくには、「ペンツール」で、次々と繋ぐポイントをクリックしていくだけでいい 2-4-7 。簡単でしょう。これは後で、線グラフや複雑な曲線を描くときに、抜群の威力を発揮する。

グラフの目盛りを描くには？

グラフの目盛りを描くときには、目盛りを1つ描いて、それをコピーする。左側に目盛を整列させるには、まず「選択ツール」を使って整列させる直線をすべて選択する 2-4-8 。次に「整列」パレットから「水平方向左に整列」を選択して整列させる。他の方向に整列させるときも、「整列」パレットから整列させる方向を選ん

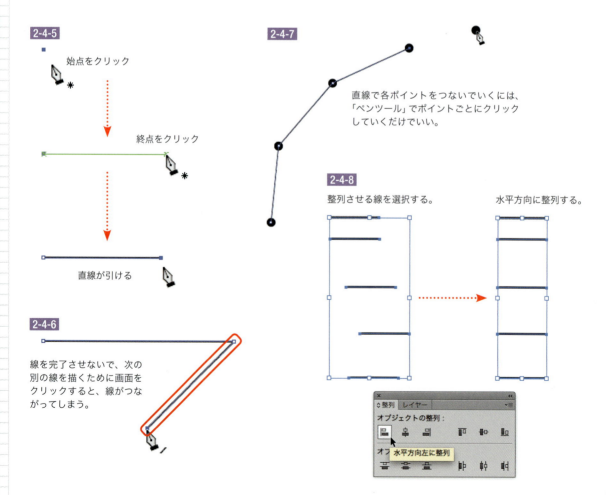

2-4-5 始点をクリック　終点をクリック　直線が引ける

2-4-6 線を完了させないで、次の別の線を描くために画面をクリックすると、線がつながってしまう。

2-4-7 直線で各ポイントをつないでいくには、「ペンツール」でポイントごとにクリックしていくだけでいい。

2-4-8 整列させる線を選択する。　水平方向に整列する。

で行う。

　目盛りを等間隔に配置するには、まず両端の２つの目盛りをグラフの数値にきちんと合わせておく 2-4-9 。全ての目盛りを選択して、「整列」パレットの中から「水平方向中央に分布」を選ぶと、等間隔にきちんと整列する。これは長方形の整列のところと同じ操作である。

エラーバーの作成

　エラーバーなどのＴ字型の図形は、２つの直線を組み合わせる。水平線と垂直線を描き、両方を選択する 2-4-10 。「整列」パレットの「垂直方向上に整列」を選んで上部で整列させる。次に２つの直線を選択したまま、「水平方向中央に整列」で中央線を合わせる。

　この後、両直線をグループ化しておいたほうが、エラーバーの長さを変更するときに扱いやすい。両直線を選択して、「オブジェクト」→「グループ」で１つの図形にグループ化しておく。

　エラーバーなどの長さを変えるには、長方形の変形と同じ要領である。「選択ツール」でエラーバーを選択して、上下のハンドルをドラッグして、長さを変更する 2-4-11 。

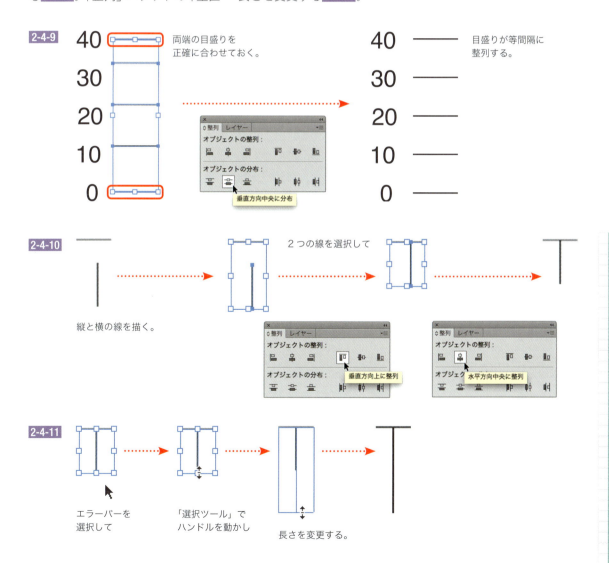

論文の図でよく使う矢印と破線（点線）はどうやって描くのか？

矢印の描き方

直線を矢印にするには、まず矢印にする直線を選択して、「線」パレットの矢印の部分で好みの形の矢印を設定する 2-4-12 。左が始点、右が終点の矢印設定である。右端の「⇄」は始点と終点を入れ替えるときに使うもので、なかなか便利である。論文用に使う矢印は、矢印7か矢印9だろうか。

線幅を変更すると、矢じりの大きさも変化する。矢じりの大きさだけを変えるには、「倍率」を変更して行う。

直線だけでなく、曲線にも、もちろん矢印を付けることができる。矢印の付け方は直線と同じである。矢印を付ける曲線を選択して、好みの矢印を選べばよい。

破線（点線）はどうやって描く？

図では破線を使うことがある。Illustratorで破線を描くには、線パレットの破線をクリックして、「線分」の長さと「間隔」の長さを望みのポイント数に設定する 2-4-13 。その後で線を描くと設定した破線になる。また選択ツールで破線にする線を選択してから、線パレットの破線をクリックしてもよい。

線分と間隔の変更は，対象とする線を選択して、線分と間隔を望みのポイント数にすると簡単に変更できる。もっと複雑な破線も設定できるが、論文の図では必要がない。

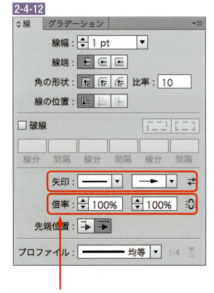

「倍率」で矢じりの大きさを変える。

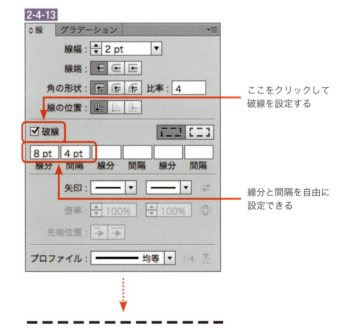

ここをクリックして破線を設定する

線分と間隔を自由に設定できる

第2章　Illustratorで図を描く

2-5 文字を入力する

言うまでもないが、グラフには文字の入力が必須である。論文投稿で指示されている図中の文字は基本的にゴシック体で、たいていHelveticaである。知ってました？　Timesなどの明朝体で作成してませんか？

■ フォントによる形の違い

Helvetica　（ゴシック体）
Times　（明朝体）

1 文字入力の準備

Illustratorで文字を入力する場合、ツール・ボックスの「T」で示された「文字ツール」を使う 2-5-1 。「文字ツール」には、「エリア内文字ツール」や「パス上文字ツール」など、さまざまなパターンの文字が入力できるようになっているが、科学論文で実際に使うのは標準パターンの「T」だけである。

フォントの種類と大きさは「文字設定」パレットで指定する 2-5-2 。

文字は感覚的には「線」だけでできていると思うが、Illustratorでは、文字は図形と同じく「面と線」で構成されている 2-5-3 。

⚠注意！
基本的に図に文字を入力するときは、「線」ボックスは「なし」で、「塗り」の「カラー」は普通は黒を指定する。もちろん、文字に色を付ける場合はカラーパレットで色を指定する。

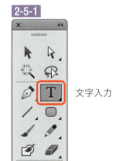

2-5-1

文字入力

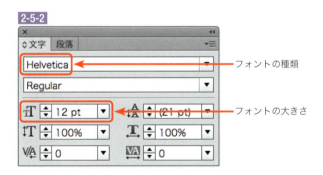

2-5-2

フォントの種類
フォントの大きさ

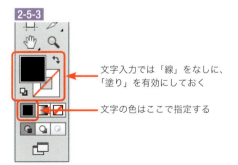

2-5-3

文字入力では「線」をなしに、「塗り」を有効にしておく

文字の色はここで指定する

2 2つの文字入力法

重要なことは、文字入力には2通りの方法があることである。どちらも「文字ツール」を使う。

第一の文字入力方法
(文字ボックスで入力する方法)

文字ボックスに文字を入力する方法では、文字を変形することができるので、文字をイメージの1つとして使うイラスト作成向きである。

作業面を文字ツールのポインタで一度クリックする 2-5-4 。その部分でカーソルが点滅し、文字入力ができる。文字入力を終了させるときには command キーを押さえて矢印のカーソルを出し、文字以外の作業面をクリックする。

この第一の方法では文字ボックスの大きさを変更すると、文字の形や大きさがボックスの形に応じて変形されてしまう。

「選択ツール」(ツールボックスの左上の矢印マーク)で入力した文字をクリックすると、変形用のボックス(何て言うのか覚えていますか？バウンディング・ボックス！)が出る 2-5-5 。ハンドルをドラッグして動かすと文字は変形する。

文字を反時計回りに90度回転させたものは、グラフの縦目盛りの表示によく使う。

文字を回転させるには、第一の文字入力方法では長方形の回転と同じである。選択ツールで文字をクリックして選択し、ハンドルの近くにポインタを持ってくると回転の矢印が出る 2-5-6 。この矢印が出た状態でドラッグしてマウスを回転方向に動か

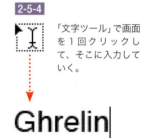

2-5-4

「文字ツール」で画面を1回クリックして、そこに入力していく。

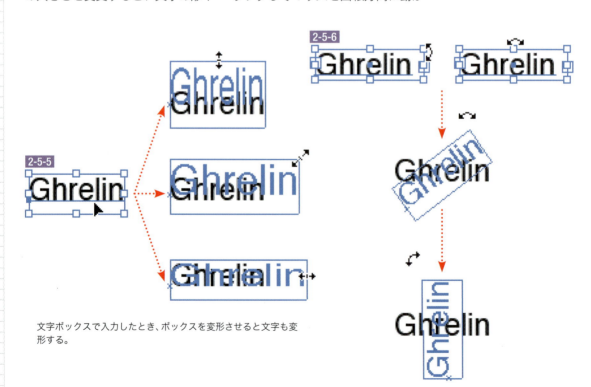

文字ボックスで入力したとき、ボックスを変形させると文字も変形する。

文字も図形と同じように回転できる。

すと、文字が回転する。シフトを押しながら回転させると、45度ずつ回転する。

またはメニューから「オブジェクト」→「変形」→「回転」と指示して「回転ウィンドウ」を出し、そこに回転角度を入力して「OK」を押せば回転する。

第二の文字入力方法（テキストエリアに入力する方法）

この方法では文字の変形はできない。あくまでも入力した文字のままで作業できる。文字の変形がないので、論文作成ではこちらの入力方法のほうがよい。

画面を文字ツールのポインタでドラッグし、適当な大きさ（文字が入力できるくらいの大きさ）の長方形の枠を描く 2-5-7 。枠内の縦バーが点滅して、その部分に文字を入力できる。このテキスト入力が可能な領域がテキストエリアである。1つのテキストエリア内で文字入力を完了させ、他のテキストエリアでの文字入力を行うには、command キーを押さえたままで矢印のカーソルを出し、文字以外の画面をクリックして、いったん最初のテキストエリアでの入力を完了させる。その後、別のテキストエリアを設定して、入力していく。

この第二の文字入力方法では、テキストエリアの大きさを変えても、そこに書き込まれた文字の形や大きさは変わらない 2-5-8 。

ただしテキストエリアの大きさが文字よりも小さくなると、文字は見かけ上消えてしまう 2-5-9 。

> ⚠️注意！
> この場合、テキストエリアを文字の大きさに合わせた適切な大きさにしなければならない。

文字の回転は、選択ツールで文字をクリックして選択し、メニューから「オブジェクト」→「変形」→「回転」と指示して「回転ウィンドウ」を出し、そこに回転角度を入力して「OK」を押せば回転する。

> ⚠️注意！
> この第二の文字入力でも選択ツールで文字をクリックして選択し、ハンドルの近くにポインタを持ってくると回転の矢印が出るが、回転しても枠だけが回転し、文字は回転しない。

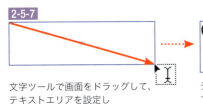
2-5-7
文字ツールで画面をドラッグして、テキストエリアを設定し

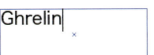
テキストエリア内に文字を入力していく。

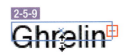
2-5-9
テキストエリアの大きさが文字の大きさよりも小さくなると

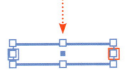
文字は見かけ上、消えてしまう。

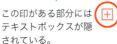
この印がある部分にはテキストボックスが隠されている。

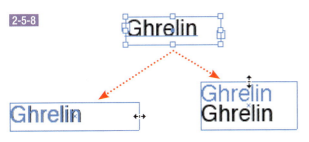
2-5-8
テキストエリアへの文字入力では、テキストエリアを変形しても、内部の文字は変わらない。

文字の強調（太字）

どちらの入力方法でも、論文の図中で文字を太字にする場合、「文字設定」パレットで Bold を指定する 2-5-10 。「線」を有効にして太字にすることもできるが、これはもっぱら文字のデザインのときに行う。

上付き文字の設定

文字を上付き文字に変更するには、まず上付きにする文字を選択する 2-5-11 。次に文字パレットの右上のパレットメニューボタンを押してメニューを開き、その中から「上付き文字」を選択してクリックすると上付き文字に変わる。下付き文字への変更には「下付き文字」を選択してクリックする。

文字の移動

文字を移動させるには、「選択ツール」で入力した文字を選択し、ドラッグして望みの位置まで移動させればよい 2-5-12 。

このように文字入力には2通りの方法があり、どちらの入力方法でも普通に文字を入力したり、図に書き込むのに不便はない。**しかし、論文の図の作成には、第二のテキストエリアの方法を使うほうがよい**。第一の方法はイラストなどで文字を変形するときに使うもので、論文の場合は文字を変形することはない。第一の方法だと、うっかり文字を変形してしまうことがあるからだ。

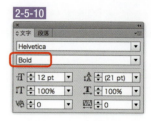

文字のスタイルを指定する。

2-5-11

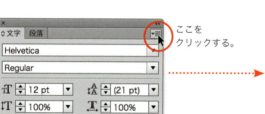

上付き（または下付き）にする文字を選択する。

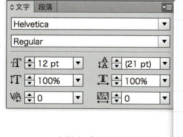

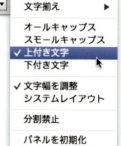

上付き（あるいは下付き）文字を選択する。

2-5-12

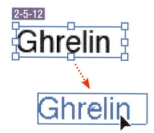

文字をクリックしたままマウスを動かすと、文字を動かせる。

第2章 Illustrator で図を描く

2-6 Excel から Illustrator へ

<u>Excel と Illustrator との相性は悪い</u>。最初から申し訳ないが、本当である。

Excel は高機能であるため、Excel を使ってデータ処理とグラフ作成を行っている研究者が多いと思う。データの標準偏差や標準誤差を Excel で解析して、グラフ化している方も多いと思う。しかし Excel のグラフは修正が結構大変だし、解像度の点でも十分ではない。

Excel で作った複数のグラフを、並べて 1 つの図にまとめるときにはどうやっているのか、気になって、となりの研究室に聞きに行くと、Excel のグラフを Photoshop に移して、まとまった図を作っているとのこと。なるほど。しかし Photoshop で全部の図を統一感をもってまとめるのはさぞ大変だろうと思うのだが……。

以下に Excel のグラフを Illustrator に移して修正する方法を書いておくが、正直、Excel で作ったグラフを Illustrator に移して、それを修正していくのはすごく大変でストレスがたまる。私は <u>Excel でデータ解析を行いグラフ化したものを Illustrator に移し、それを下図として Illustrator で作図することをお勧めする</u>。そのほうが、細部の修正や変更が簡単だし、複数のグラフを組み合わせた図を作りやすい。

Excel のグラフを Illustrator へ

Excel で作成したグラフを Illustrator に持ってくるには、コピー＆ペーストで簡単にできる。Excel で作成したグラフのグラフエリアをコピーして **2-6-1**、Illustrator 画面にペーストするだけで簡単にグラフを移せる **2-6-2**。

Excel → Illustrator の問題点

問題は、このようにして作ったグラフが余分な線（パス）やレイヤーをかなりたくさん含んでおり、Illustrator で修正しにくいことだ。複数の非表示のパスやレイヤーが重なりあっていたりして非常に煩雑である。これは Excel での図、線、文字が、

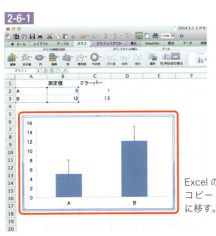

2-6-1

Excel のグラフエリアをコピーして、Illustrator に移す。

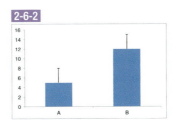

2-6-2

Illustrator上ではそれぞれ別々のレイヤーに複雑に分割されてしまうからだ。

　例えば移したグラフを選択ツールで指示すると、多数の線で囲まれていたり、またレイヤーを見るとかなりの数のレイヤーに分割されているのがわかる 2-6-3 。

　ExcelからIllustratorに移したグラフに変更を加えていく場合には、「ダイレクト選択ツール」で選択して、 delete キーで枠線などの余計な部分をできるだけ消していく 2-6-4 。

　残った図で細かな配置、線の太さ、文字の大きさなどを調節して、最終的な図ができあがる 2-6-5 。

グラフをトレースする方法

　Illustratorにある程度慣れた方なら、Excelのグラフを下図にして、Illustratorで上書きしていくほうが、後で簡単に修正できる。

　Illustratorで上書きしていく場合、まずExcelからのグラフをレイヤー1にコピー&ペーストしてロックする〔レイヤーの説明は第2章「2-7 棒グラフを描く（☞ p.33を参照）〕） 2-6-6 。次に新しいレイヤー2を設定して、以後の作図作業はレイヤー2で行う。あとはペンツールや長方形ツールを使って、Excelのグラフの下図をトレースしていく。

　Excelでグラフを作るのは、Excelに慣れている人には手っ取り早く簡単だが、論文用の図にする場合には、やはりIllustrator形式に移すことをお勧めする。

　次の第2章2-7と2-8では、Excelのグラフを下図にして、Illustratorでグラフを仕上げていく方法をもう少し詳しく書いていこう。

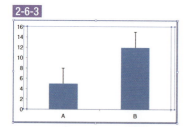

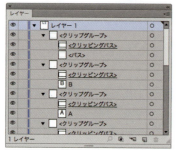

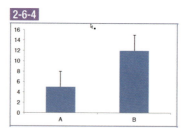

「ダイレクト選択ツール」で選択して delete キーで余計な枠線などを消す。

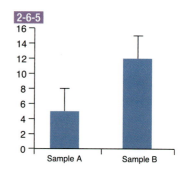

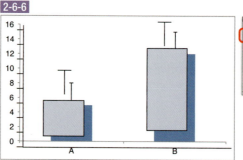

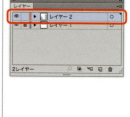

Excelからの図をレイヤー1に固定して、Illustratorでレイヤー2に上書きする。

第2章　Illustratorで図を描く

2-7 棒グラフを描く

　論文の図を作成するための、基本的な長方形、線、文字の入力ができるようになれば、グラフの作成は簡単。ここでは論文の図 5b 2-7-1 の棒グラフを作成する（☞ p.3）。下垂体の初代培養細胞にグレリンを反応させて、培地中に分泌されるホルモン濃度を測定した図だ。
　グラフを描く流れは、
　① Excel でデータ処理しグラフ化した図を Illustrator に取り込む
　② 長方形を描く
　③ 目盛り等を入れる
　④ 文字を入力する
　⑤ 全体を整える

1　Excel のグラフを Illustrator に移す

　まず、実験データを Excel などを使って統計処理してグラフ化する 2-7-2 。ここでは「集合縦棒グラフ」を選択する。エラーバーを付けたグラフにして、コピー＆ペーストで Illustrator の画面に移す。移したグラフは作業しやすい大きさに拡大・縮小しよう。Illustrator では図と文字の大きさはバランスを崩すことなく自由に変更できるので、作業のための大きさは適当でよい。

　図の縮小の方法はもうわかりますね。2-7-2 を「選択ツール」でクリックして選択し、角の小さな四角（ハンドル）をドラッグすればいい。シフトを押しながら縮小すると、縦横の比率はそのままで縮小できる。または、2-7-2 を選択し、「オブジェク

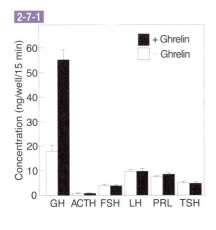

2-7-1

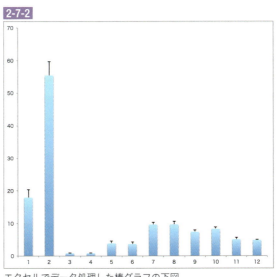

2-7-2
エクセルでデータ処理した棒グラフの下図

ト」→「変形」→「拡大・縮小 ...」で希望のサイズを入力し縮小（または拡大）する。

　Illustrator では「レイヤー」という複数の重なり合った画面に分けて作図することができる。レイヤーの使い方の例として、例えば下図を一つのレイヤーに固定し、別のレイヤーで下図をなぞって作図をする。作図ができたら下図のレイヤーを削除し、残ったレイヤーには作図した図だけになる。

　ここでは下図を「レイヤー1」に固定して、実際の作図作業は「レイヤー2」で行う。「レイヤー」パレットが画面に出ていないときには、メニューの「ウインドウ」で「レイヤー」を表示にする 2-7-3 。レイヤーは要するに画面の重ね合わせであり、下図をもとに図を作るときに便利だ。ただし、図が完成したら原図を消すのを忘れずに。

　レイヤーのオプション画面から、新規レイヤーを選ぶ。デフォルトのレイヤー2が示される 2-7-4 。レイヤーオプション・ウィンドウで OK を押す。作図はレイヤー2で行う。

　レイヤー1と2がパレットに表示されるが、色の付いているほうが作業できるレイヤーだ 2-7-5 。

　取り込んだファイルのレイヤー（レイヤー1）をロックする 2-7-6 。こうしておけば取り込んだ図を固定できる。これで準備は OK!

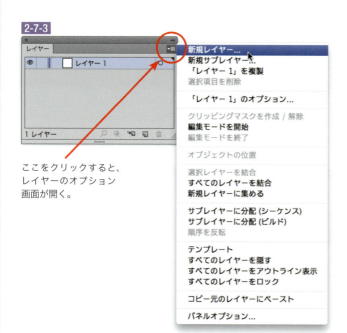

ここをクリックすると、レイヤーのオプション画面が開く。

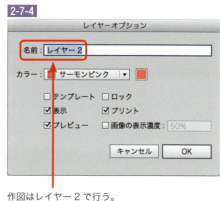

作図はレイヤー2で行う。

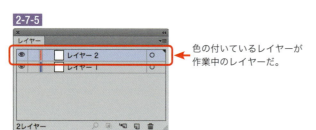

色の付いているレイヤーが作業中のレイヤーだ。

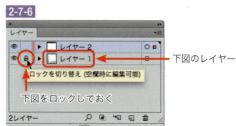

下図のレイヤー

下図をロックしておく

2 長方形を描く

　棒グラフとエラーバーの描き方を復習しよう。取り込んだ下図の左端の２つの棒グラフ（ 2-7-1 でGH（成長ホルモン）のところ）をモデルにする。「長方形ツール」と、「直線ツール」または「ペンツール」を使って作成する。整列ボックスをうまく使って、中心線を合わすように 2-7-7 。

　時々、レイヤーボックスで「レイヤー１」の下図を非表示にして、図形の出来具合をチェックしよう 2-7-8 。

　他のホルモンの棒グラフを次に描いていく。GHの棒グラフを他のホルモンのところにコピー・ペーストする。そして長方形の高さやエラーバーの高さを調節する 2-7-9 。

　原図を消して、図の出来具合をチェックする 2-7-10 。

　隣り合った白と黒の棒グラフをぴったりと結合させるには、整列ボックスを使う。整列ボックスの左上の部分をクリックしていくと、

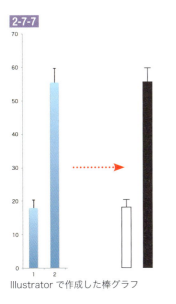

2-7-7
Illustratorで作成した棒グラフ

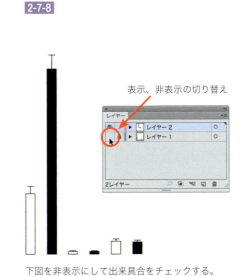

2-7-8
下図を非表示にして出来具合をチェックする。

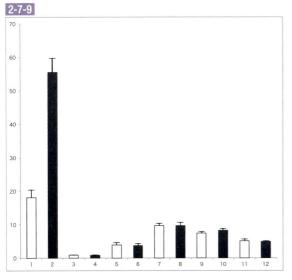

2-7-9

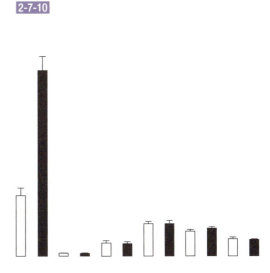

2-7-10

ボックスの表示が変化して「等間隔に分布」が現れる 2-7-11。あるいは右の部分をクリックして「オプションを表示」を指示しても「等間隔に分布」が現れる。

棒グラフとエラーバーはグループ化しておく。マウスを使って、結合させる2つの棒グラフを選択し、さらに基準となる（動かさない）棒グラフをマウスでクリックする。すると基準となる棒グラフの周囲は太線になる 2-7-12。

整列ボックス「等間隔に分布」で間隔値を0にして、「水平方向等間隔に分布」をクリックすると、2つの棒グラフは結合する 2-7-13。

ホルモンごとに白と黒の棒グラフを結合し、グループ化することで基本的な部分は出来上がり 2-7-14。

次は目盛りと文字を記入しよう。

下図を再び表示にして、縦軸の目盛りを記入していく。「直線ツール」または「ペンツール」を使って、目盛りを描き、コピー＆ペーストで全部に貼り付けていく。最大値の「60」と、最小値の「0」の目盛をきちんと合わせておき、残りはまず、適当に配置しておく 2-7-15。

目盛りの線を全部選択して、「整列」パレットの「水平方向左に整列」と「垂直方向中央に分布」とを使って正確に配置する 2-7-16。

原図を非表示にして、仕上がり具

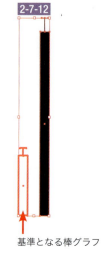
2-7-12
基準となる棒グラフ

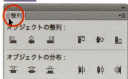
2-7-11

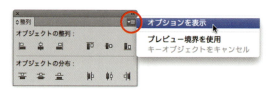

整列ボックスの左上、あるいは右上の部分から「等間隔に分布」を表示させる。

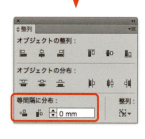

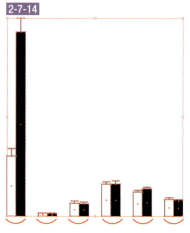
2-7-14

それぞれグループ化しておく。

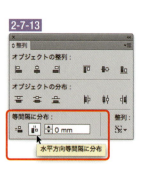
2-7-13
水平方向等間隔に分布

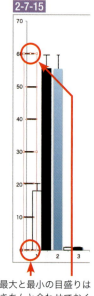
2-7-15

最大と最小の目盛りはきちんと合わせておく。

合をチェックする 2-7-17 。
　グラフの外枠を正方形で囲み、枠の大きさや線の太さを整える 2-7-18 。
　文字その他の情報を記入する 2-7-19 。
　最後に、原図のレイヤーを削除することを忘れずに。レイヤーの削除は「レイヤー」パレットからレイヤー1を選択して（色が付く）、右上のボタンをクリックしてレイヤーの設定画面を出し、「レイヤー1を削除」をクリックして削除する 2-7-20 。全体を整えて出来上がりだ。

　どうです。きれいな棒グラフの図が出来上がって、これで論文がアクセプトされるような気がしてきたでしょう。

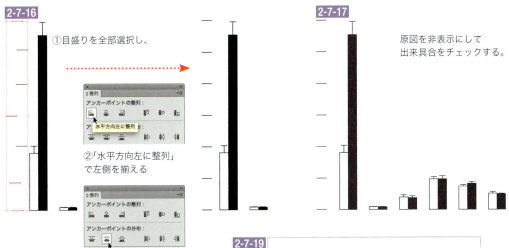

2-7-16
①目盛りを全部選択し、
②「水平方向左に整列」で左側を揃える
③「垂直方向中央に分布」で目盛りを等間隔に配置

2-7-17
原図を非表示にして出来具合をチェックする。

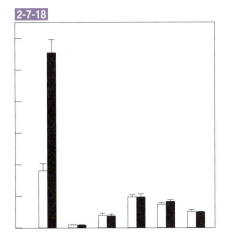

2-7-18

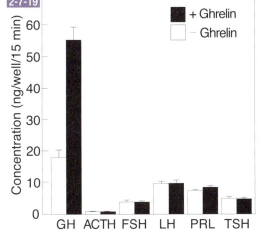

2-7-19

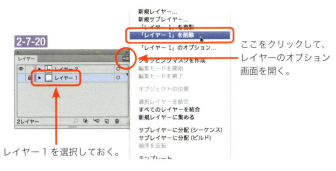

2-7-20
ここをクリックして、レイヤーのオプション画面を開く。
レイヤー1を選択しておく。

第2章 Illustratorで図を描く

2-8 線グラフを描く

Illustratorで棒グラフが描けるようになったら、線グラフを描くのはもっと簡単だ。
線グラフを描く流れは、
① Excelでデータ処理しグラフ化した図をIllustratorに取り込む
② マーカーを各ポイントに置く
③ ポイント間を線で結ぶ
④ 目盛り等を入れる
⑤ 文字を入力する
⑥ 全体を整える

1 ExcelのグラフをIllustratorに移す

描く対象の図は、論文の図5c 2-8-1 (☞ p.3)。グレリンをラットに投与して、血中ホルモン濃度の時間経過を調べたもの。グレリンは成長ホルモン分泌を強力に刺激し、他のホルモン分泌をほとんど刺激しないことを示している。

最終的な図は込み入っていて複雑なので、ここでは、成長ホルモンの分泌動態だけを図にする 2-8-2 。

棒グラフのときと同じく、実験データをExcelなどを使って統計処理してグラフ化する 2-8-3 。ここではExcelから「散布図」を選択する。Illustratorで簡単に修正できるので、目盛りやエラーバーなど最小限のデータが含まれていればよい。グラフ部分をコピー＆ペーストでIllustrator画面に移す。作業しやすい大きさに変更しておく。

新規レイヤーを設定して、下図をレイヤー1、作図をレイヤー2にする。下図のレイヤー1をロックしておく 2-8-4 。ここまでは、前項「棒グラフを描く」の復習だから、大丈夫でしょう。

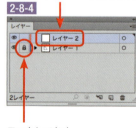

レイヤー2で作業を行う。
ロックしておく。

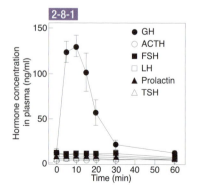
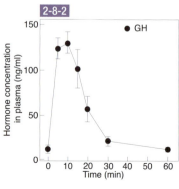
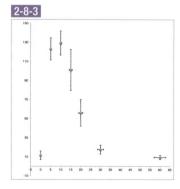

2 マークを作成する

「楕円形ツール」からグラフの黒丸（●）マークを作る 2-8-5 。楕円形ツールでシフトを押したままドラッグすると正円が描ける。「塗り」と「線」をともに黒にしておく。○にするときには、このマークを「塗り」なしにすると、大きさの同じマークができる。

> ⚠ 注意！
> 時々フォントで「●」「▲」を記入する人もいるが、あくまでも Figure 中では、文字以外は図形として描くことをお勧めします。

「ペンツール」または「直線ツール」を使って、エラーバーを作る。長さは適当でいい。整列ボックスを利用して、●とエラーバーを中央で整列させ、グループ化しておく 2-8-6 。コピー・ペーストでポイントの数だけマークを作る。

グラフの各ポイントに、エラーバー付きのマークを置いていく 2-8-7 。

次にエラーバーの長さを変更していく。

●とエラーバーをグループ化したままで、選択ツールを使ってエラーバーの長さを変更すると、●も一緒に変形されてしまう 2-8-8 。これを防ぐには？

1つはグループ化を解除して、選択ツールでエラーバーだけを縮めていく方法。こちらは簡単。

もう1つの方法ではツールボックス右上の白い矢印「ダイレクト選択ツール」を使う。このツールは慣れると非常に便利で、グループ化したまま図形の一部分を変更できる。「ダイレクト選択ツール」でエラーバーの上部の線上（パス）をクリックして、そのままマウスをドラッグすると線の位置を変更できる。 shift キーを押しながら動かすと、垂直に動かせる 2-8-9 。

また、ダイレクトツールで線の両

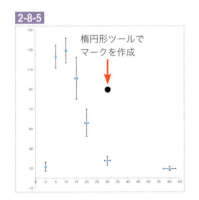

2-8-5 楕円形ツールでマークを作成

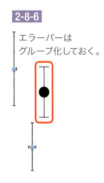

2-8-6 エラーバーはグループ化しておく。

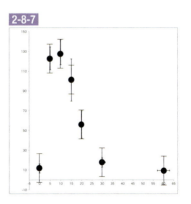

2-8-7

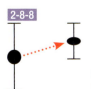

2-8-8 全体をグループ化しておいて変形すると、マークが変形する。

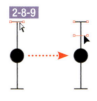

2-8-9 ダイレクト選択ツールで、エラーバーの□（アンカー）以外の線上（パス）をクリックしたままドラッグする。

端の□（アンカー）をクリックしてドラッグすると、線が変形する 2-8-10 。線の長さを変えるには、shift キーを押さえたままでドラッグする。

以上、「ダイレクト選択ツール」のことを説明したが、このツールは、図をグループ化したまま部分変更できるので、作図のとき非常に便利である。ぜひ、試してみて、使えるようになってほしい。

レイヤー1の下図を非表示にして、チェックしてみよう 2-8-11 。

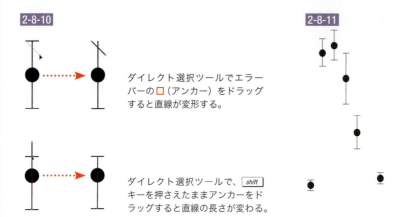

2-8-10
ダイレクト選択ツールでエラーバーの□（アンカー）をドラッグすると直線が変形する。

ダイレクト選択ツールで、shift キーを押さえたままアンカーをドラッグすると直線の長さが変わる。

2-8-11

3 ポイント間を線で結ぶ

グラフの各ポイントを結んだ連続した直線を描くには「ペンツール」を使う。ペンツールの使い方は第2章の2-1に少し説明してある。「ペンツール」はクリックして使う！ペンツールを使って、ポイントを次々にクリックしていくと簡単に各ポイントを結んだ線が描ける 2-8-12 。

このように、ペンツールを使った方が連続した直線が描けるので、直線ツールで作成するよりもずっと便利だ。

⚠️注意！
ペンツールでは最後のポイントまで線を結んだあと、command キーを押したまま図以外の部分をクリックして、必ず直線を完了させること。

2-8-12

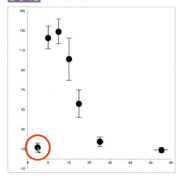 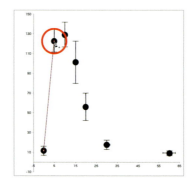 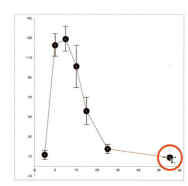

ペンツールのポインタで各マークを順番にクリックしていく。

4 目盛り、数字等を入力する

外枠と目盛り、数字等を入力する 2-8-13。

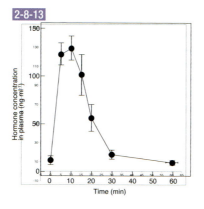

2-8-13

5 全体を整える

最後に下図のレイヤーを削除して、全体を整えて出来上がり 2-8-14。

どうです、簡単にできたでしょう。

文字の残骸

さて、Illustrator で作り上げた図を開いて、command ＋ A キーでファイル上のすべての図形や文字を選択してみよう 2-8-15。何もない部分に小さな四角や枠がありませんか？これは文字ボックス、テキストエリアの残骸である。文字ボックスの中の文字をすべて消したとき、あるいはテキストを入力しようとしてテキストエリアをファイル上に設定したが文字を書き込まなかったとき、こういったときに文字ボックス、テキストエリアの残骸が残ったままになってしまう。

そのままにしておいても、もちろんかまわないが、気になるときには削除しておこう。選択ツールで残骸が残っている周辺を選択して、残骸を選択できたら delete キーで削除する。

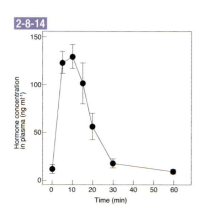

2-8-14

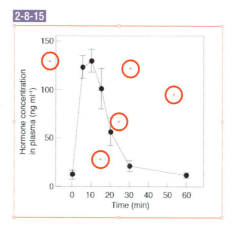

2-8-15

しばしば画面上、何もないところに小さな点が見られる。これは「文字」や「ペンツール」の名残である。

第2章 Illustratorで図を描く

2-9 Illustratorのグラフ機能を使う

　Illustratorにもグラフ機能があって、十分にきれいなグラフが描けるし、修正も簡単だ。しかし残念ながら、エラーバーを表示する機能がないので、エラーバーは後で付け足さなければならないのが不便である。

　それでもよいという人のために、Illustratorのグラフ機能を簡単に説明しておこう。

　Illustratorを立ち上げ、新規のファイルを出す。メニューバーからグラフツールをクリックして、「棒グラフ」「折れ線グラフ」「円グラフ」などのグラフのスタイルを指定する 2-9-1 。

　あるいは、グラフツールの部分をダブルクリックすると、「グラフ設定」のウィンドウが表示されるので、グラフの種類を指定して「OK」をクリックする 2-9-2 。

　ファイル上の適当な場所で、十字型のカーソルをクリックしたままドラッグする 2-9-3 。

　任意の大きさの四角を描くつもりでクリックを離すと、画面には数値入力の表が現れる 2-9-4 。

　グラフの項目と数値を入力する 2-9-5 。ここでは棒グラフを見本にする。Excelデータから必要なデータ部分をグラフデータにコピー＆ペーストすることもできる。縦横の表示はあとで変更できるので、縦に入力しても横に入力してもどちらでもよい。

　表ウィンドウの右上の「適用」をクリックすると、棒グラフが表示される 2-9-6 。

　または、表ウィンドウを閉じると、「グラフデータの変更を保存しますか？　保存しない場合、変更が失わ

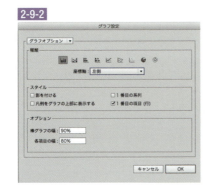

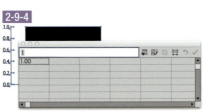

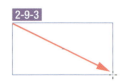

適当な場所で枠を描く。

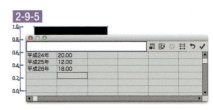

れます。」と出て、「保存」をクリックするとグラフが表示される 2-9-7 。

グラフはグループ化されている。文字の大きさや、棒グラフの幅などを変更するときには、「オブジェクト」→「グループ解除」でグループを解除して変更するか、グループの解除なしに「ダイレクト選択ツール」を使って変更する部分を選択して変更する。

このようにして作成したグラフは、**Excel から持ってきたグラフと違って、余計なパスやレイヤーがなく簡単に訂正することができる**。難点は先にも書いたようにエラーバー表示ができないことだ。

それでも Illustrator だけの機能で、なんとかエラーバー表示までできないだろうか？ 以下は、エラーバー表示も Illustrator で強引に行う方法。

エラーバーの作成

Excel でデータ処理し、測定値と誤差範囲の両方を Illustrator の表機能にコピー＆ペーストで移し、グラフを表示させる。誤差範囲の高さをそのままエラーバーに変えて、それを測定値に結合する 2-9-8 。あとは誤差範囲の棒グラフを削除して、全体を整えれば出来上がりだ。かなり強引なやり方だが、Illustrator に慣れれば簡単に細部を修正できるだろう。

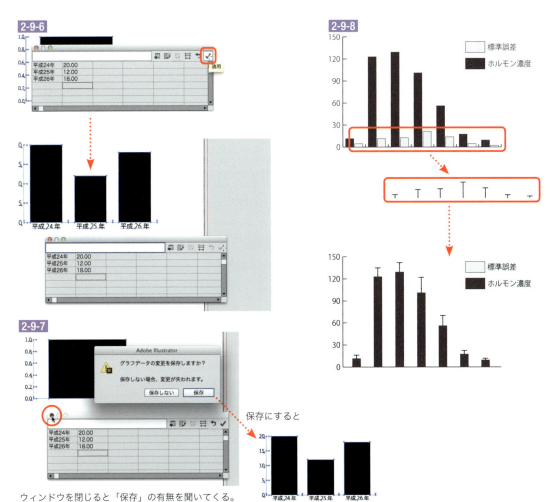

ウィンドウを閉じると「保存」の有無を聞いてくる。

保存にすると

第2章 Illustrator で図を描く

2-10 複雑な線の図を描く

　複雑な図、たとえばクロマトグラフィーのチャートや酵素の反応曲線などを作図する場合、どうしていますか？　手書きということはないと思うが、原図をスキャンしてドロー系のペンツール（鉛筆ツール）などでトレースしているのでは？　Illustrator では原図のトレースは「ペンツール」を使えば非常に簡単だ。
　ここでは論文の図 2a 1-1-2 の中段のクロマトグラフィーの図を作成する（☞ p.2）。

作図の準備

　原図をスキャナーで読み取り、読み込んだ図を Illustrator で開く 2-10-1 。A4画面に全体が入るように縮小する。

　新しくレイヤー2を作る。「レイヤー」パレットの右上の部分をクリックしてボックスを出し、「新規レイヤー…」を選んでクリックする。

　「レイヤーオプション」のボックスが出てくるので OK をクリックすると「レイヤー2」が加わる。作業はこの「レイヤー2」で行う。原図は「オブジェクト」→「ロック」→「選択」で指示してレイヤー1に固定しておき、作図の作業はレイヤー2で行う 2-10-2 。

　「塗り」は「なし」にしておく 2-10-3 。

2-10-1

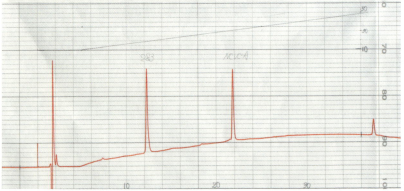

クロマトグラフィーのチャート

2-10-2

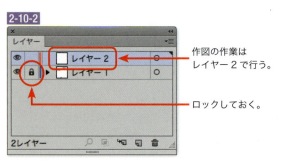

作図の作業はレイヤー2で行う。

ロックしておく。

2-10-3

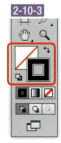

「線」のみ有効で、「塗り」はなしにしておく。

「ペンツール」による作図

　作図する図のスタート地点をクリックする 2-10-4 。

　あとは原図の曲線に沿って、ペンをクリックしていくだけだ 2-10-5 。原図に沿ってクリックしていくポイントの数を多くすればするほど、忠実な図ができる。どのくらいの精度で描いていくかは、雑誌掲載時の最終的な図の大きさによって判断する。終点まで来たら、command キーを押したまま、トレースした線以外の部分をクリックして、線を完了させる。またはツールボックスで「ペンツール」以外のツールをクリックしても線は完了する。

　クリックする場所を間違えたら、command ＋ Z キーで「ペンの取り消し」ができるので、再度やりなおせばよい。

全体を確認する

　レイヤー1の原図を非表示にして、出来具合をチェックする 2-10-6 。レイヤー1を非表示にするには、レイヤーボックスの「レイヤー1」の左にある目玉マークをクリックする。再度、「レイヤー1」を表示するには、目玉マークのあった部分をもう一度クリックする。

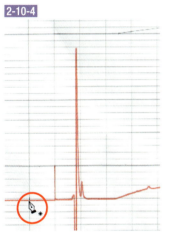

2-10-4　「ペンツール」でスタート地点をクリックする。

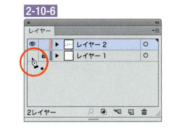

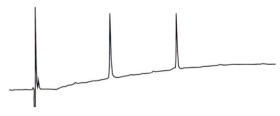

2-10-6　レイヤー1を非表示にして図の出来栄えをチェックする。

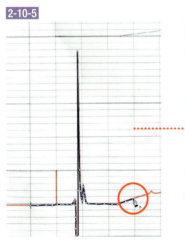

2-10-5

原図に沿って「ペンツール」でクリックしていく。

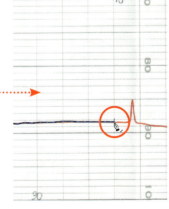

終点までクリックしたら、command キーを押したまま、トレースした線以外の部分をクリックして、線を完了させる。

線を描きすぎたとき、余分な部分をカットするにはどうするか？

まず描いた曲線を「選択ツール」で選択する 2-10-7 。ツールボックスの「はさみツール」を選択し、カットする部分にポインタを持ってきてクリックする。「選択ツール」でカットする部分を選択して、delete キーで消去する。

仕上げ

トレースした図が完成したら、図の外枠、目盛り、文字等を記入して全体を整える。線の太さは「線種」で設定する。

最後に「レイヤー」パレットで原図のレイヤー（レイヤー1）を選択し、パレットメニューから原図のレイヤーを削除して 2-10-8 、クロマトグラフィーの図が出来上がる 2-10-9 。

図をもう1つ。図2b 1-1-2 のグレリンを加えたときの、グレリン受容体発現細胞株でのカルシウム反応曲線の図を。

まず原図を取り込む 2-10-10 。これは細胞内カルシウム濃度を蛍光色素によって経時的に測定した結果であ

2-10-7 余分な線をカットするには？

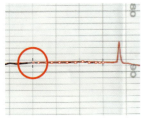

線を選択したあと、「はさみツール」でカットする部分をクリックする。

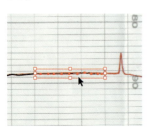

余分な部分を「選択ツール」で選択して、delete キーでカットする。

2-10-8

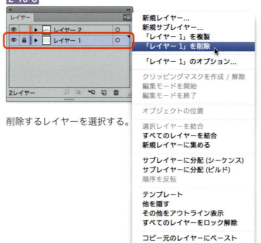

削除するレイヤーを選択する。

パレットメニューボタンをクリックして、メニューの中からレイヤー1を削除する。

2-10-9

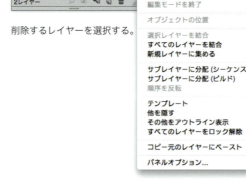

2-10-10

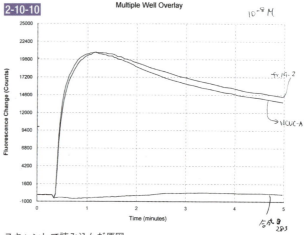

スキャンして読み込んだ原図

る。新規レイヤー（レイヤー2にする）を設定して、原図はレイヤー1にロックしておく。また「線」を有効、「塗り（面）」をなしにしておく。

原図中の fr.19-2 の曲線は組織から精製したグレリン、NCVC-A の曲線は合成した活性型のグレリン、合成 283 の曲線は脂肪酸修飾がはずれた des-acyl グレリンである。

「ペンツール」を使って始点から終点まで、曲線にそってクリックしていく 2-10-11 。終点まできたら線を完了させることを忘れずに。command

キーを押したままトレースした線以外の部分をクリックするか、ツールボックスの「ペンツール」以外のツールをクリックする。ここまでは、もう難しくないですよね。

NCVC-A の曲線を破線（点線）にする。「選択ツール」で曲線を選択して、「線種」パレットの破線をクリックして、線分と間隔のポイント数を設定する（図では線分は 10 ポイント、間隔も 10 ポイント） 2-10-12 。これで破線に変更される。

蛍光強度と時間の目盛りを記入し

2-10-11

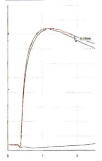
①「ペンツール」で始点から曲線に沿ってクリックしていく。

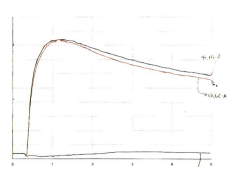
②終点までクリックしたら、線を完了させること。

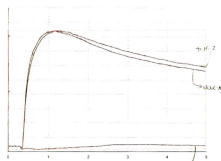
③全部の線をトレースする。

2-10-12

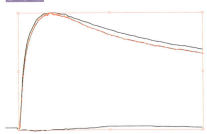
①破線にする線を選択して、

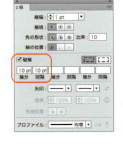
②「線種」パレットの破線をクリックして、線分と間隔を設定すると

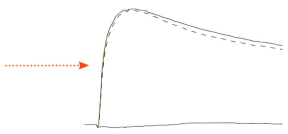
③曲線は破線になる。

て、外枠を「長方形ツール」で作る 2-10-13 。

　外枠の大きさを変更して、文字と矢印を記入し、全体を整える。最後に「レイヤー1」を選択しておいて、レイヤーパレットのオプションから、「レイヤー1を削除」をクリックして、原図を削除しておく。これで完成だ 2-10-14 。

　電気生理などのすごく複雑な線はどうするか？　正直いって、これにはIllustratorもお手上げ。どうしましょう？　この方法で複雑な線をデジタル化できる限界はマス・スペクトルの図かな？ 2-10-15

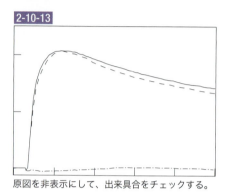

原図を非表示にして、出来具合をチェックする。

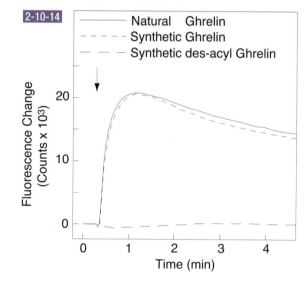

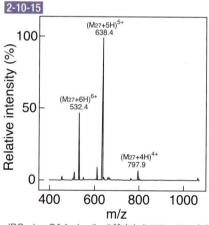

JBC, des-Q14-ghrelin の論文からマス・スペクトルの図

第2章 Illustratorで図を描く

2-11 S字曲線を描く

　S字曲線は受容体の結合曲線やラジオイムノアッセイの交叉率の曲線などで、しばしば使われる。S字曲線を描くのはやっかいだが、Illustratorでは至極簡単である。S字曲線は「ペンツール」を使って描く。正式な曲線の名前はベジェ曲線という。「ベジェ」とはこの曲線を考案した人の名前で、フランスの自動車メーカー、ルノー社の方らしい。

　ここでは論文の図3 1-1-3 を作成する（☞ p.3）。グレリンの受容体発現細胞に対する反応曲線の図だ。ここではわかりやすいように、グレリンの反応曲線だけを抽出し、またエラーバーも省略して進めていく 2-11-1 。

作図の準備

　Excelで各ポイントを記入したグラフを作って、Illustratorにコピーする 2-11-2 。Excelからコピーした図はレイヤー1にロックして、作図は新規レイヤーで行う。

　マーク（ここでは黒丸）を作って、各ポイントに置いていく。外枠と目盛りも描いておく 2-11-3 。

　なおIllustratorで「表示」→「スマートガイド」をONにしておくと、図形や文字を配置するときに、ガイド線が出て、非常に便利である。

　「線」と「塗り（面）」の設定について覚えていますね？　忘れずに「塗り」を「なし」にしておかないと、図のように曲線の内側が黒く塗られてしまう 2-11-4 。

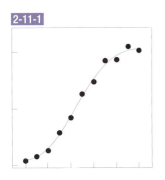
2-11-1

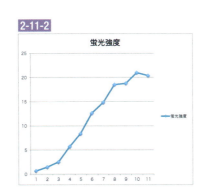
2-11-2

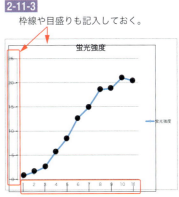
2-11-3
枠線や目盛りも記入しておく。

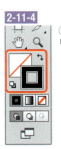
2-11-4

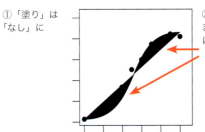
①「塗り」は「なし」に
②さもないと、線で囲まれた部分が「塗り」になってしまう。

S字曲線の基本

すこしS字曲線の練習。「ペンツール」を選択して、画面の適当なところを始点にしよう。始点をクリックして、マウスを真横にドラッグする 2-11-5 。シフトを押さえたまま動かすと水平に動かせる。すると図のように始点から両側に延びた直線が現れる。

クリックをはずして、終点にペンツールを持ってくる。終点をクリックして、シフトを押したままマウスを水平にドラッグすると、やはり終点の両側に線が現れる 2-11-6 。

これで基本的なS字曲線が描けた 2-11-7 。あとはこれを変形して、望みの曲線に仕上げる。

始点、終点の移動

「ダイレクト選択ツール」（白の矢印）で曲線上をクリックすると始点と終点に一方向だけバーが現れる 2-11-8 。

さらに「ダイレクト選択ツール」で始点か終点の白い四角をクリックすると、両側に線が現れる 2-11-9 。

始点や終点の四角を「ダイレクト選択ツール」でドラッグすると、始点や終点の位置が変更される 2-11-10 。始点、終点の位置を変えるときには

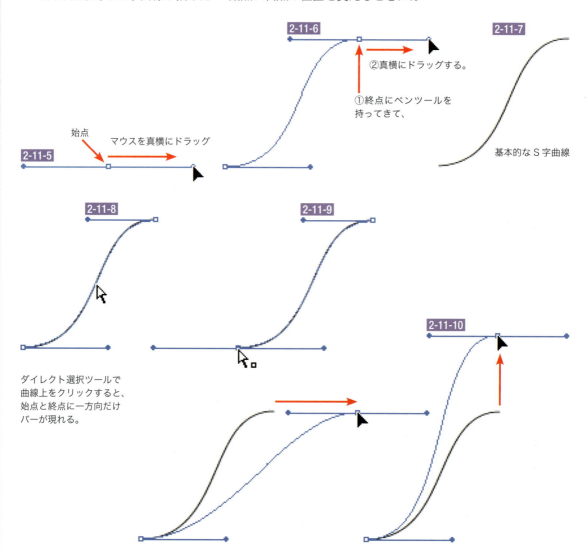

ダイレクト選択ツールで曲線上をクリックすると、始点と終点に一方向だけバーが現れる。

このように、「ダイレクト選択ツール」でクリックしたままマウスを動かす。

曲線の形を変えるには

　曲線の形を変えるには、始点・終点から延びている直線の端を「ダイレクト選択ツール」でドラッグして動かす 2-11-11 。

　直線を延ばしたり、回転させたりして、曲線をいろいろ変形できる 2-11-12 。いろいろと試してみてください。

作図の実際

　さて、練習がすんだら本番の曲線。もうどうやって描くかわかりますよね。「ペンツール」を始点に持ってきてクリックし、シフトを押したまま真横にマウスをドラッグし、適当な長さで放す 2-11-13 。

　次に「ペンツール」を終点に持ってくる。終点をクリックし、シフトを押したまま、「ペンツール」を真横にドラッグし、適当な長さで放す 2-11-14 。これで基本的なＳ字曲線ができる。

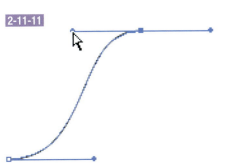

2-11-11

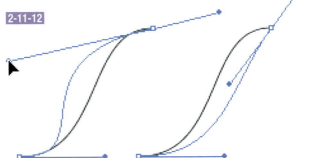

2-11-12

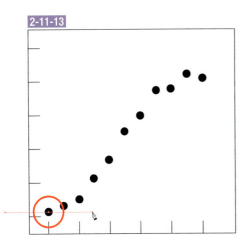

2-11-13

ペンツールで始点をクリックして、水平にドラッグする。

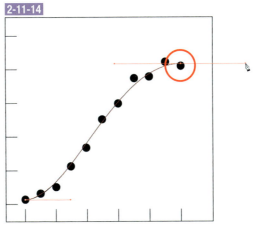

2-11-14

終点をクリックして、水平にドラッグする。

「ダイレクト選択ツール」を選択して、曲線をクリック。始点・終点から延びている直線をうまく操作して、ピッタリの曲線を作る 2-11-15 。

白丸の曲線のように、一部の変化がほとんどない部分のある曲線はどうするか？　まず始点をクリックする 2-11-16 。

次に曲線が変化するポイントをクリックして、そのまま水平にドラッグする 2-11-17 。

終点をクリックして、そのまま水平にドラッグ 2-11-18 。

これで、基本的な曲線ができる 2-11-19 。

あとは「ダイレクト選択ツール」を使って曲線を変形する 2-11-20 。

これで曲線は完成 2-11-21 。

実際の論文では、残りの三角のポイントも曲線で結んで、目盛りと文字を記入。原図のレイヤー1を削除して、全体を整えて出来上がる 2-11-22 。

いかがでしょう？　ベジェ曲線も、論文の図作成に使うには、それほど難しくはないと思う。

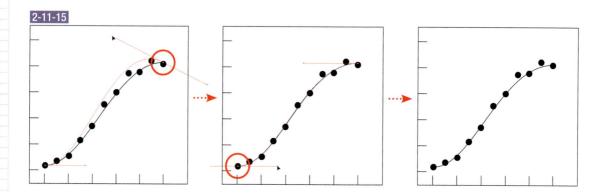

2-11-15

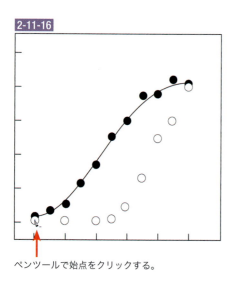

2-11-16

ペンツールで始点をクリックする。

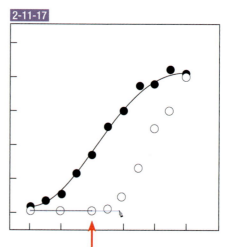

2-11-17

途中で一度クリックして、水平にドラッグする。

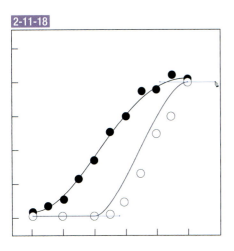

2-11-18

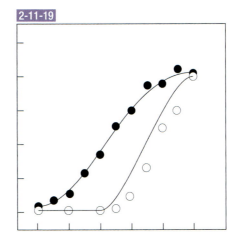

2-11-19

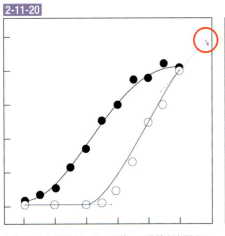

2-11-20

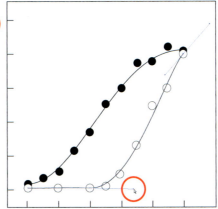

「ダイレクト選択ツール」を使って曲線を変形する.

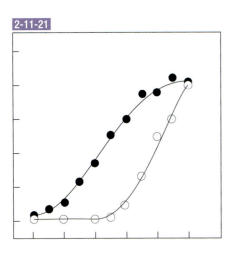

2-11-21

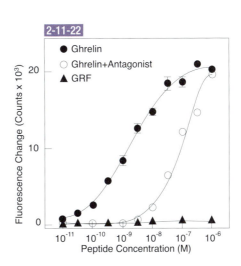

2-11-22

2-12 画像を含んだ図

　画像処理のために、ほとんどの研究者は Photoshop を使っていると思う。あるいはフリーソフトの NIH Image を使っているかもしれない。論文で画像を含んだ図を作成するのに、文字入力もすべて Photoshop で行っている人もいる。しかし、あくまで Photoshop は画像処理のソフトで、図の作成ソフトでない。第一、Photoshop では文字や記号の入力や細かい修正がやりにくい。やはり画像は Photoshop で処理したものを使い、それに文字等を Illustrator などの作図ソフトで入力するのが簡単であるし、変更もしやすい。

　ここでは、論文の図 6a `1-1-4` のグレリンのノーザンブロットの図を作成する（☞ p.3）。Photoshop は皆さん使えますよね？

　まずノーザンブロットの写真を Photoshop のトリミングツールで処理し、図に使う大きさにする。画像の明るさや解像度を変更して、最適な画像を得て、Photoshop 形式のファイルで保存する。

加工の準備

　Illustrator で、ファイルを開く `2-12-1`。同じ会社のソフトなので Photoshop ファイルなら問題なく開ける。選択ツールで画像を指示し、`shift` キーを押さえたままでハンドルを選択ツールで動かして画像の大きさを変更する。あるいは画像を選択したあとに、「オブジェクト」→「変形」→「拡大・縮小 ...」に進んで、数字で拡大・縮小の率を指示できる。

　複数の画像はグループ化しておく `2-12-2`。また画像はレイヤー1にロックしておく。新規レイヤーを作って、文字や目盛りの入力作業は「レイヤー2」で行う。

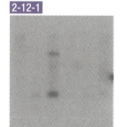
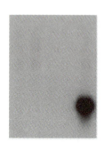
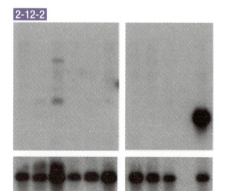
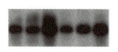
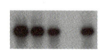

Photoshop で加工した図を1つのファイルに持ってくる。

文字の入力

　文字や記号を入力する。図の左側の文字（この場合 mRNA スタンダードの長さ）は、「段落設定」パレットで「右揃え」にする 2-12-3。そうすると「整列」パレットの「水平方向右に整列」で簡単に整列できる。

　図上部の各組織の文字を横にするには、文字の入力を文字ボックスあるいはテキストエリアのどちらで行うかによって異なるので注意が必要だ 2-12-4〔第2章「2-5 文字を入力する（☞ p. 27）」を参照〕。

　文字を文字ボックス内に入力した場合、文字を全部選択して、「選択ツール」の矢印ポインタを使って、まとめて回転できるし、回転ボックスで回転角度を設定してもよい。

　文字をテキストエリア内に入力した場合、回転ボックスで回転角度を設定して、テキストエリアごと回転させる。

　全体を整えて出来上がり 2-12-5。これは簡単でしたね。

2-12-3

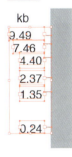 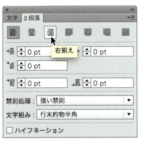 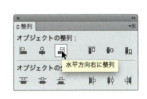

文字は段落設定で「右揃え」にしておく。

整列パレットで「水平方向右に整列」で文字を整列する。

2-12-4

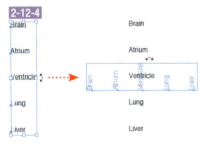

文字ボックスに入力した文字は、マウスを使ってまとめて回転もできるし、回転ウィンドウを表示して、そこから回転角度を設定してもよい。

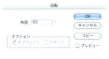

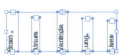

テキストエリアに入力した文字は、回転ウィンドウを使ってまとめて回転できる。

2-12-5

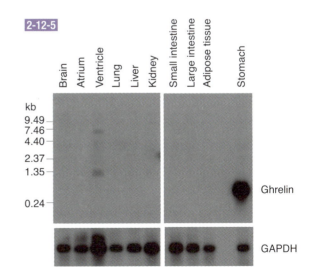

第2章 Illustratorで図を描く

2-13 IllustratorからPowerPointへ

学会などで発表する場合、ほとんどの人はPowerPointで行っていると思う。発表のためのスライド作成はPowerPointで作図している人が多いだろうが、Illustratorで作成した図をPowerPointへ移すのは非常に簡単である。例として、論文の図5b 1-1-3 のホルモン分泌の図を使おう（☞ p.3）。

Illustratorで論文の図5bを開く 2-13-1 。モノクロの図では学会発表のときに寂しいので、少し色を塗ろう。

Illustrator → PowerPoint

PowerPointを立ち上げて、新しいスライドファイルを作成する。Illustratorの図をコピーして、PowerPointのスライド画面にペーストすると簡単に移すことができる 2-13-2 。

ただしIllustratorからPowerPointに図が移るときには、全体を1つの画像ファイルとするので、**PowerPoint上では図の変更はできない**。修正するときにはIllustratorにもどって元の図を修正するか、PowerPoint上で図や文字を上書きすることになる。

このようにIllustratorで作成した図は、そのままコピー&ペーストでPowerPointに移すことができるし、画像の解像度も問題ないレベルである。PowerPoint上で細部の変更等ができないのが難点だが、Mac/Windows間でのPowerPointファイルのやりとりのときでも、図のズレや文字化けなしに安心して使える。

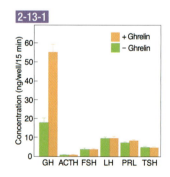

2-13-1

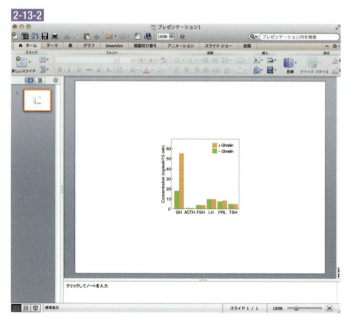

2-13-2

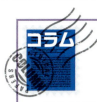

❷ Illustrator の修業時代

　この本では Illustrator の使い方の解説がメインの 1 つだ。Illustrator を使って作図している研究者は案外少なく、みんなどうやって使っていいのかわからないという。図を指示する矢印が 2 種類あるし、図形を塗ったりするのがよくわからない、最初からお手上げという。もちろんわたしも最初から Illustrator を使いこなせたわけではない。今でも、論文の図を作成するための必要最小限の機能しか使っていない。わたしが Illustrator を使おうと決めたのは「グレリン」の最初の論文を書くときだった。当時、すでに論文の図はパソコンで作成していた。それまでは多分 MacDraw で図を描いていたと思う。しかし、今回の論文には、どうしても Illustrator でないとできない図が 2 つあった。1 つは成長ホルモン分泌の用量依存曲線、もう 1 つは HPLC クロマトグラフィーのチャートだった。前者には滑らかな S 字曲線があり、後者には記録用紙にペンで描かれた複雑なチャートをトレースする必要があった。このような図を描くには、Illustrator 以外にないと確信して、マスターすることにした。

　S 字曲線はこれまでにも、例えばラジオイムノアッセイの曲線とか、酵素反応の曲線とか描く必要のあるときがあった。そのときには作図用の自在に曲がるガイドを使い、そのガイドを曲線の形に曲げて、ペンでガイドに沿って手書きで S 字曲線を描いていた。S 字曲線は Illustrator の得意とするもので、ベジェ曲線を使ってきれいに描くことができた。もちろん最初のうちはベジェ曲線は使いにくく、試行錯誤を繰り返し、何度も何度もやり直して、ようやく満足のいくものができた。

　ベジェ曲線以外にも、線を引いたり四角形を描くという基本的な部分もわからないし、例の 2 種類の指示矢印や、面と線の設定など、この本でも解説しているツールが使えるようになるにはかなりの時間がかかった。マニュアルと首っきりで 1 つずつマスターしていった。ともかく、Illustrator が使いこなせないと、論文の図が描けないと必死だった

　難関は HPLC のクロマトグラフィーのチャートだった。それまでの論文にも HPLC のチャートの図はあったが、それは原図のペンで書かれた図を、手でトレースして描いていた。つまりまったくのマニュアル手技である。このような複雑な図をパソコンで作成するにはどうしたらいいのか？　実はそれが Illustrator を使うと決めた理由なのだが、当初は Illustrator のトレース機能が使えるのではと期待していた。しかしクロマトグラフィーのチャートをスキャンした画像を元図として、あれこれと設定を工夫したが、うまくトレースすることができなかった。どうしようか？　悩んでいろいろと試した結果、ペンツールで元図を細かくクリックしていくことで、きれいなパソコンモードのクロマトチャートができることを発見した！「発見した」と言ってもいいくらい、これはすごいと自分でも感心した。Illustrator を自在に使う方ならば、チャートのトレースなどの作業は何でもないかもしれないが、このときは自ら編み出した手技に大いに満足した。

　マニュアルもろくに読まないで、独自に試行錯誤で使い始めたのだが、なんとか論文の作図には使えるようになった。結局、論文の作図に使う機能はそれほど多くなく（いや、むしろ少ない）、矢印の選択ツールや「面と線」の設定などの、基本中の基本を押さえておけば、決して難しくない。そしてある程度使えるようになったら、Illustrator は非常によくできたソフトで、現在ではこれなしに作図や模式図などは描けないと思う。わたしが推薦するパソコンソフトで、間違いなく 3 本の指に入る。この本を読む方もぜひ Illustrator をマスターしてほしいと思う。

第3章 タッチタイピングをマスターする

3-1 タッチタイピングをマスターする利点

　最近では「ブラインドタッチ」とは言わず「タッチタイピング」という。ブラインドタッチは和製英語である。この本でも「タッチタイピング」とする。「あなたはタッチタイピングができますか？」と質問したら、6割くらいの研究者が「できません」と答え、4割くらいの研究者が「できる」と答える。しかしわたしの見る限りは、そのなかでも正式なタッチタイピングができる人は約1割くらいである。もっと少ないかもしれない。残りのできると答えた人は「これまでキーボードで入力してきて、なんとなくできる」「問題なくキーボードが打てる」と言うが、実際には正式なタッチタイピングではない。正式なタッチタイピングを身につけているかどうかは、キーボードの「A」を打つときに左手小指を使うかどうかでわかる。正式なタッチタイピングでないと、よく使う文字の「A」を、左手小指という普段一番使わない指で打つことはないからだ。

　もちろんタッチタイピングでキーボードを打てるのがいいのに決まっている。文章が速く打てるし、かっこいい！　でもできない人のほうが多い。いろいろと理由があるだろう。

- タッチタイピングにはピアノかなんか弾けるような才能が必要で、どうせタッチタイピングなんかできない。
- マスターするのに時間がかかるから、それよりも少々遅くても（実際はタッチタイピングに比べてかなり遅い）今の自己流のやり方ですませる。
- 自己流でも特に不自由していない（タッチタイピングをマスターしたらもっと自由にできる！）。
- タッチタイピングの練習をしたことがない（もちろん練習なしに習得できない）。

　最初に断言しておきたい。「タッチタイピングなくして論文なし」と。

　それほどタッチタイピングで論文を書けるようになることは重要であると思う。コンピューターで文字を入力するにはキーボードなくして始まらない。タッチタイピングをマスターすることで、単に文字入力が速くなるだけでなく、なによりキーボードを自分の味方にすることができる。それによってあらゆるソフトの操作やインターネットでの検索などが、心理的に非常に身近なものに感じられ、それだけで自分が達人になったような気分になる。

　しかし、日本人はいつの間にか、みんなタッチタイピングができるようになったのだろうか？　ネットで検索したり、本屋に行ってわかったのだが、キーボード入力やタッチタイピングの本は数冊しかない。その少ないなかで、残念ながらタッチタイピング練習法の本はあまりよいものがない。

　タッチタイピング練習用のコンピューターソフトがいくつか市販されているが、わたしのこれまでの経験では、これらのソフトでタッチタイピングをマスターした人はあまりいない。これはソフトとしての性質上、単調な練習は避けてゲーム感覚の練習に走り、系統だった指先の入力練習ができないからではないだろうか？

第3章 タッチタイピングをマスターする

3-2 増田式タッチタイピング練習法

　ここに紹介する増田式タッチタイピング練習法は驚くほど簡単で、パソコンのソフトにするほどの複雑なものではない。練習方法は単純なため、これで大丈夫なのだろうかと不安になるが、大丈夫である。わたしの周囲には、わたしの薦めによってこの方法でタッチタイピングをマスターした人が多数おり、一部の人からは「（わたしから）教わったことのなかで一番よかった！」と感謝されている。

　わたしは研究室に新たに来た人には、まず増田式テキストでタッチタイピングの練習をさせる。タッチタイピングをマスターすると、研究者人生で避けては通れない論文や総説の執筆、申請書の作成などが楽になるからだ。新人には強制的に練習させるが、練習は単純なので誰でもできる。練習してタッチタイピングをマスターできなかった人はいない。増田式を勧めたにも関わらずマスターできなかった人もいるが、その原因はズバリ、タッチタイピングの練習をやらなかった、取り組まなかった人である。断言するが、1日30分の練習で1週間頑張れば、必ずタッチタイピングがマスターできる。

　タッチタイピングをマスターしての実感は、増田先生の本に書いてあったと思うが、ちょうど自転車に乗るようなものだ。初めて自転車に乗る練習を始めたときにはおっかなびっくりだったであろう。そのうち乗れるようになり、自然と「自転車に乗ること」を意識しなくなる。またしばらく乗っていなくても、決して乗り方を忘れることはなく、何年かぶりに乗ってもちゃんと乗れる。タッチタイピングも同じで、しばらくキーボードを使っていなくても、すぐに元のように滑らかに打てるようになる。

　増田忠先生の本は
① ワープロ・パソコンのためのらくらくキーボード練習帳―ブラインド・タッチからワープロ検定まで〈1 ローマ字入力編〉
　増田 忠（著）日本経済新聞社
② キーボードを3時間でマスターする法―ワープロ10本指入力テクニック
　増田 忠（著）日本経済新聞社
など多数ある。増田先生の著書で紹介されている方法は同じなので、どの本でもいいのだが、残念ながらどの本も絶版になっていて古本でないと入手できない。図書館にもあるかもしれない。
　増田先生は現在では、「増田式！PCキーボードの学校」というメール通信講座でタッチタイピングを教えている。
http://homepage3.nifty.com/keyboard/index.html
　そのトップページには「あなたが日本語入力にかけている時間は現在の半分以下にできます」とある。タッチタイピングをマスターすると、本当にこの通りになる。
　以下、増田式タッチタイピング練習法の概略である。
　（増田先生の本ではブラインドタッチとなっているが、ここではタッチタイピングに統一する）

第3章 タッチタイピングをマスターする

3-3 増田式タッチタイピング練習法の実際

増田式タッチタイピング練習法の要点は、「手指が動くからキー位置を覚える。キー位置を覚えたから手指が動くのではない」（増田先生）ということだ。何か哲学的な言葉であるが、単純だが規則的な指の動かし方を練習することで、キー位置を意識せずに文字を打つことができる。

具体的に書いていこう。

1 キー位置とホームポジション

キーボード上で、右手と左手のそれぞれの指で入力する文字は決まっている 3-3-1 。自己流の人のタッチをみていると、右手で押さえるキーと左手で押さえるキーを混同していることが多い。

Mac のキーボードでは、右手のホーム・ポジションの J と左手のホーム・ポジションの F のキーにマークが付いている 3-3-2 。

増田式練習法では右手と左手を別々に練習する。また上段、中段、下段と別々に練習する。自分が使っているワープロ・ソフトを開いて、英文（ローマ字）入力にしておく。

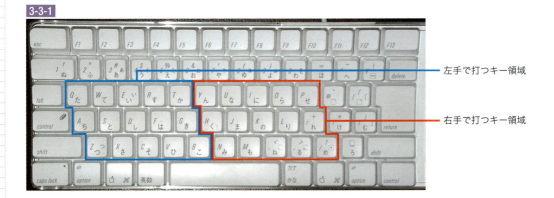

3-3-1

左手で打つキー領域
右手で打つキー領域

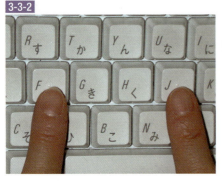

3-3-2

多くのキーボードでは、ホームポジションがわかりやすいように F キーと J キーにポッチが付いている。

2 右手中段の練習例

　増田式練習法では、まず人差し指・中指・薬指の3本を練習して、小指と、人差し指を伸ばすポジションは後で練習する。

　ホームポジションから J（ひとさし指）→ J → space キー（親指）と打っていく 3-3-3 。4〜5回繰り返す。何も意識しない、考えないで、ひたすら打つ。

　ついで J → K（中指）→ space 、J → L（薬指）→ space と4〜5回繰り返して打つ。

　次に J を中心として、上段に移って J → U（ひとさし指）→ space 。J → I（中指）→ space 。J → O（薬指）→ space 。

　次に J を中心として、下段に移って J → M（ひとさし指）→ space 。J → , （コンマ、中指）→ space 。J → . （ピリオド、薬指）→ space 。

　以上のように入力して練習する。J を中心として他のキーと関連させていく感じだ。そして space キーをかならず最後に入力する。どのような学習機能があるのかわからないが、練習方法としては簡単であるので、できない人はいない。

　J の項が終わったら、今度は K を中心として同様に、K → J → space 、K → K → space 、K → L → space 、K → ; → space と順番に打っていく。

　以下、右手上段、右手下段のキーを中心として練習し、左手も同様に練習する。

　次の段階で右手左手の全部の練習を行う。

　著作権の関係でこれ以上は詳しく書けないので、実際には増田先生の本で練習してください。

　このように増田式タッチタイピング練習法はすごく単純である。最初の日の練習に約1時間。次の日には、もう慣れているので一通りの練習に約30分。あとはひたすら英文を入力するだけ。気に入った英語論文をテキストに、科学英語の練習と思って入力しよう。

　最初にも言ったように、最初の2〜3日の入力はともかく遅い。よく間違える。それでも練習後には、すでにあなたはタッチタイピングで打っている。頭や目でキーの位置を確かめながら入力するのではなく、無意識に指が押さえるキーが、目的のキーになっているのだ。我慢して練習すると1週間で完全に正統なタッチタイピングがマスターできる！　本当です。

　ぜひ、今の1週間の我慢で、残り？年の研究生活を、キーボードから自由になって、快適に過ごせますように。

3-3-3

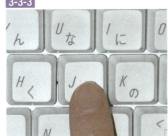

J キーをひとさし指で。

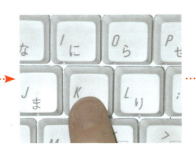

K キーを中指で。

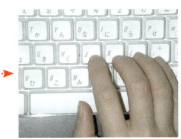

space キーを親指で。

第4章 EndNoteで文献を入力する

4-1 EndNoteを使う

　本文を書いた、図もできた。その後で、多くの研究者は最後に参考文献を記入するのではないだろうか？　文献の入力は大変な作業である、EndNoteを使わないなら。

　周囲の研究者に聞いてみると、文献入力にEndNoteを使っている人は約3〜4割といったところだろうか。未だに多くの人が、参考文献の入力を手作業で行っている。文献番号を順番に一つずつ本文中に記入していき、末尾に対応する文献を投稿予定の雑誌のフォーマットで直接書き込んでいる。文献は参考文献をコピーしてファイルにしたもの、あるいは手っ取り早くPubMedから抄録したページをプリントアウトしたものを資料にして、記入する。

　しかし、本文を追加・削除したら文献の番号が変わってしまった。リバイスで文献を追加したら、文献番号がずれてしまった。あるいは、論文が却下されて別の雑誌に再投稿のとき、文献のフォーマットが異なっているため、また最初からやり直しという経験は、きっとあなたにもあると思う。

　文献入力にはEndNoteを使ったほうがよい。これさえあれば、文献の記入はものすごく楽だ。文献の追加・削除はもとより、別の雑誌への再投稿のときでも、フォーマットの変更が楽々できる。実際にわたしはEndNoteを使い出してから、文献の記入に四苦八苦することが少なくなった（どの文献を選ぶのかには頭を悩ませる）。またEndNoteはWordと連動してCite While You Writeの機能で、論文を書きながら文献リストを作成していくこともできる。

　どうか皆さんもEndNoteをマスターして、文献記入の苦役から解放されますように。

第4章 EndNoteで文献を入力する

4-2 EndNoteで論文に文献を引用する手順

　EndNoteを使って論文に文献を引用するには次のような手順で行う。

①必要な文献を検索して、文献ライブラリを作る。
②文献ライブラリを投稿予定の雑誌のフォーマットにする。
③作成した論文中の文献を入れる箇所にカーソルを持ってくる。
④文献ライブラリからその箇所に入れる文献を選択する。
⑤論文中に文献を入力する。
⑥論文全体の形式を整えて出来上がり！

第4章 EndNoteで文献を入力する

4-3 EndNoteの基本画面

　EndNoteのソフトをパソコンにインストールして、登録が終わったら、まずEndNoteを立ち上げよう。EndNoteを立ち上げたら、「File」→「New」で新しい文献ライブラリに名前を付けて、保存する場所を指定する。ライブラリ（.enlと付いたファイル）とデータフォルダ（dataと付いたフォルダ）の2つがパソコン上に作られて、この2つともが必要である 4-3-1 。

　また「Save as Package」にチェックを入れておくと、ライブラリとデータが1つのドキュメントとして保存される（.enlpと付いたファイル） 4-3-2 。チェックなしだと、ライブラリとデータフォルダが別々のドキュメントとなり、コピーするときなど、うっかりとデータフォルダを忘れてしまうことがある。わたしは**ライブラリとデータを1つのパッケージとして保存することをお勧めする**。

　EndNoteの基本画面は次のようになっている 4-3-3 。

　EndNoteを使うにあたってぜひ

4-3-1

My EndNote Library.enl　　My EndNote Library.Data

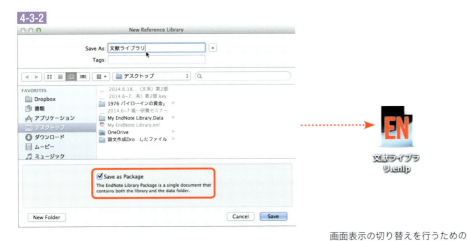
4-3-2

文献ライブラリ.enlp

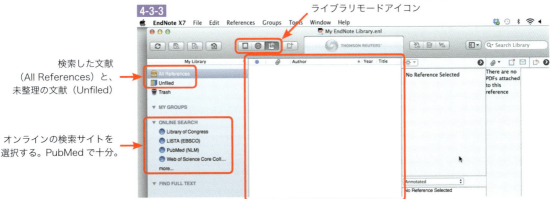
4-3-3

画面表示の切り替えを行うためのライブラリモードアイコン

検索した文献（All References）と、未整理の文献（Unfiled）

オンラインの検索サイトを選択する。PubMedで十分。

理解しておかなければならないのは、上部のライブラリモードアイコンと、左側の「My Library」の部分である。この部分の役割を理解しておくとEndNoteは使いやすい。

まずは上部のライブラリモードアイコンを理解しよう

EndNoteでは画面の表示の仕方が3通りあって、上部の3つのライブラリモードアイコンで指定する。左から「Local Library Mode」「Online Search Mode」「Integrated Library and Online Search Mode」である。

Local Library Mode

「Local Library Mode」は保存された文献のみを表示する画面で、オンライン検索のWebサイト表示はない 4-3-4 。

Online Search Mode

「Online Search Mode」はオンライン検索の画面だけである 4-3-5 。そのため検索してきた文献は一時的なもので、ライブラリに保存しないと画面を閉じると消えてしまう。

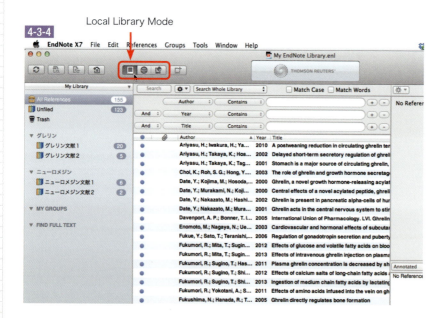

4-3-4

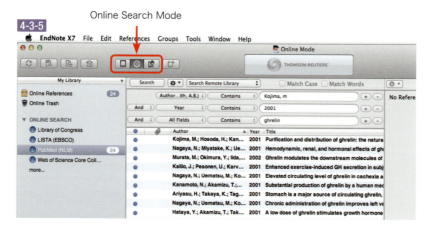

4-3-5

Integrated Library and Online Search Mode

「Integrated Library and Online Search Mode」は「Local Library Mode」と「Online Search Mode」を合わせたもので、検索した文献は自動的にライブラリに保存される 4-3-6 。

この3つの画面表示のなかでは「Integrated Library and Online Search Mode」がオンライン検索と文献ライブラリがミックスされているので、最も使いやすいと思う。

<u>わたしは「Integrated Library and Online Search Mode」</u>を使うことをお勧めする。

「My Library」について

ここには検索された文献と、そこから論文用に必要な文献が選択されたグループ（Group）が表示される 4-3-7 。また「Online Search Mode」と「Integrated Library and Online Search Mode」ではオンライン検索のWebサイトが表示される。

ライブラリやグループには保存された文献数が表示される。「All References」は検索されたすべての文献、「Unfiled」はまだグループ分けされていない文献、「Trash」は削除された文献である。

グループは、検索した文献を分けて保存管理するためのものである。例えば文献ライブラリから、作成中の論文に挿入する引用文献を1つのグループとして整理するときなどに使う。

グループセット（Group Set）は、グループの集まりの名称である。例えば「グレリン」に関する論文のグループをまとめておくときなどにグループをセットにしておく。

ライブラリモードアイコンと、「My Library」の役割をしっかりと押さえておけば、EndNoteは怖くない。

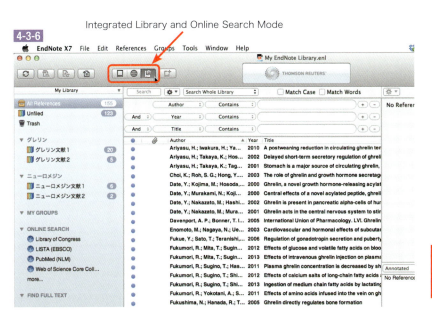

グループ分けされた文献

検索された文献と、未整理の文献、削除された文献

グループセット＝グループの集まりの名称

オンライン文献検索のサイト

第4章 EndNoteで文献を入力する

4-4 EndNoteで文献を検索してライブラリを作る

　先に書いたように、オンラインで文献を検索するときには「Online Search Mode」か「Integrated Library and Online Search Mode」の画面にして、オンラインの検索サイトを指定して使う。わたしは1つの画面で、文献のオンライン検索と、論文用の文献集を整理できる「Integrated Library and Online Search Mode」をお勧めする。

PubMedによる検索

　オンラインの検索サイトでは、多くの研究者はPubMedを最もよく使うだろう。**PubMedは、画面左側My LibraryのところのOnline Searchにデフォルトとして含まれている** 4-4-1 。PubMedをクリックして、Search部分に検索項目を入力する。「Search」をクリックすると、検索結果の論文が出る。

著者検索のルール

　簡単なことであるが、大事なのは、**著者氏名で検索するとき名字（Second name）の後に必ずコンマを入れること（Kojima, M など）**。さもないと（Kojima Mでは）、検索結果に何もない（No matching references found.）と出る 4-4-2 。名字だけ（Kojima など）でも検索できるが、検索された文献数が多くなりすぎることがある。

Integrated Library and Online Search Modeでの検索

　「Integrated Library and Online Search Mode」では、検索された文献はすべて保存される。左側のMy Libraryの画面で、All ReferencesとUnfiledの両方に検索された文献数が示され、真ん中の検索画面に論文の情報が表示される 4-4-3 。「Unfiled」はグループ分けされていない文献である。検索のあとではAll ReferencesとUnfiledの文献数は一致している。

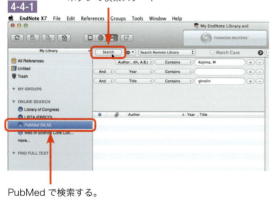

4-4-1
PubMedで検索する。
検索項目を入力して、Searchボタンで検索スタート

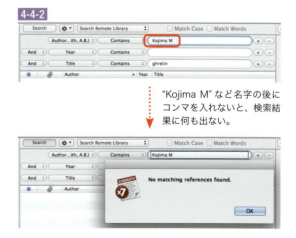

4-4-2
"Kojima M" など名字の後にコンマを入れないと、検索結果に何も出ない。

Online Search Mode での検索

「Online Search Mode」では、検索した文献のうち必要な論文だけをクリックして選択し、メニューアイコンの「Copy to Local Library」をクリックする 4-4-4 。また「References」→「Copy References To」→「（ライブラリの名前）.enl」として、指定のライブラリに文献を保存することもできる 4-4-5 。「Local Library Mode」に変えると、「Copied References」に指定された文献がコピーされている。

> ⚠️ 注意！
> どちらのモードでも、複数の論文を選択するには、command キーを押しながら必要な文献をクリックする。また shift キーを押しながら選択すると、一定の範囲の論文を選択できる。

> ⚠️ 注意！
> 使い勝手が悪いのは、「Online Search Mode」と「Integrated Library and Online Search Mode」は、全く別々のもので、リンクしていないことである。そのため、どちらかのモードでオンライン検索して、もう一方のモードに移動しようとすると、検索した文献を消去するかどうか聞いてくる。
> つまり最初の検索を「Online Search Mode」か「Integrated Library and Online Search Mode」のどちらで行うのか、しっかりと決めておかないといけない。

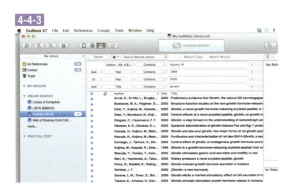

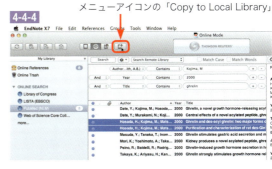

メニューアイコンの「Copy to Local Library」

第4章 EndNoteで文献を入力する

4-5 文献のグループ分け

EndNoteの文献整理は のような階層構造になっている。

このうち、**文献を保存してあるのは「ライブラリ」と「Group」**で、「Group Set」は「Group」の集まりの名称である。

グループセットの作成

メニューバーの「Groups」から「Create Group Set」をクリックして、新しい「Group Set」を名前を付けて作る。ここでは「グレリン」と「ニューロメジン」という2つのグループセットにしてある 。

グループの作成

次に名前を付けた「Group Set」（ここでは「グレリン」）を選択して、メニューバー「Groups」から「Create Group」をクリックして、「Group」を作り名前を付ける 4-5-3 。ここでは「グレリン」のグループセットに「グレリン文献1」「グレリン文献2」、「ニューロメジン」のグループセットに「ニューロメジン文献1」「ニューロメジン文献2」と設定してある。

4-5-1
検索した文献をすべて保存してある「ライブラリ」
↓
ある項目ごと、例えばわたしの場合は「グレリン」「ニューロメジン」などの論文のグループ（Group）をまとめてあるグループセット（Group Set）
↓
必要な文献だけをピックアップしたグループ「Group」

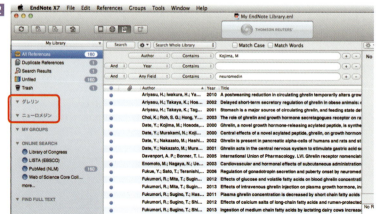

グループセットを設定

必要な文献をグループに移動

「All References」に戻って、必要な文献を選択してドラッグ＆ドロップで整理先の「Group」に文献を移す 4-5-4 。すると「All References」の数はそのままだが、「Unfiled」の文献数は、総数から移した文献数を引いたものになっている 4-5-5 。

以下、文献のグループを同じようにまとめていく。

> ⚠️ **注意！**
> 文献を検索して保存していった場合、「All References」の文献数が多くなり、特定の文献を探すときに苦労することもある。その際には、「All References」でさらに検索する 4-5-6 。「All References」を選択して、真ん中の検索欄に検索項目を入力してサーチする。検索された文献が出てくるので、そのなかから必要な文献を所定の「Group」に移す。この「Group」にまとめた文献リストを、作成中の論文の引用文献に使うようにすると整理しやすい。

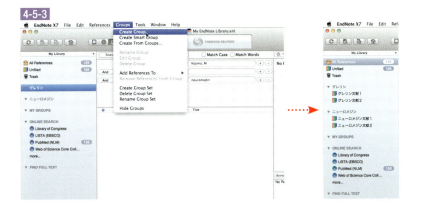

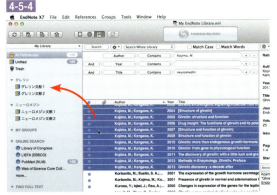

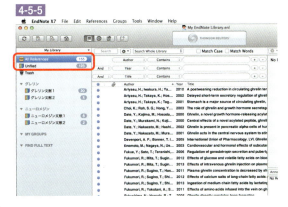

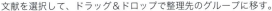

文献を選択して、ドラッグ＆ドロップで整理先のグループに移す。

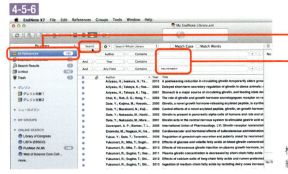

検索してきた文献

絞り込む検索項目

検索してきた文献から、さらに絞り込んで検索する。

第4章 EndNote で文献を入力する

4-6 文献ライブラリを投稿雑誌用のフォーマットにする

文献のライブラリは投稿用の雑誌のスタイルにする必要がある。

投稿規定に合わせたスタイルの選択

「Edit」→「Output Styles」→「Open Style Maneger」と開いて、投稿雑誌のスタイルを選択する 4-6-1 。

目的のスタイルが見つからない場合

雑誌の数が増えたためなのか、意外に見つからない雑誌が多い。例えば「Endocrinology」は初期設定では含まれていない。

目的の雑誌がないときには「Get More on the Web」から EndNote の web サイトに進み、目的の雑誌を検索してスタイルファイルをダウンロードする 4-6-2 。

「（雑誌名）.ens」と表示されるファイルをダブルクリックあるいは EndNote アイコンにドラッグ＆ドロップすると、雑誌のスタイルについての詳しい画面が開く 4-6-3 。

「File」→「Save As」をクリックして保存すると、「Open Style Maneger」に追加された雑誌のスタイルが含まれるので、これを指定する 4-6-4 。

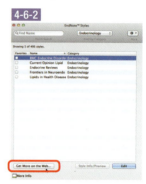

雑誌のリストで見つからないときは、EndNote の web サイトからスタイルファイルをダウンロードして読み込む。

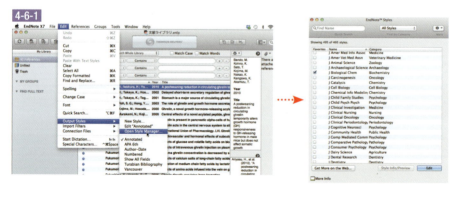

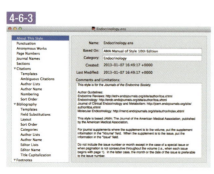

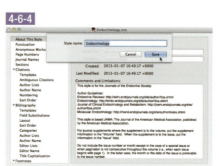

第4章 EndNoteで文献を入力する

4-7 文献を入力する（Word編）

　論文用の引用文献ライブラリが出来上がったら、いよいよ文献を本文中に入れていく。先の論文のアブストラクトを例として進めていく。

　おそらくほとんどの研究者はMicrosoftのWordを使って論文を書いていると思う。Wordは今や世界標準になっている。WordはEndNoteとも密接にリンクしていて、文章を作成しつつ雑誌のフォーマット通りに文献を入れていくことが可能である（CWYW: Cite While You Write）。

　かつてはパソコンの性能がEndNoteの作業に追いついてなかった（それでも当時の最新のパソコンだった）ので、CWYWでの動作は非常に不安定で、しばしばフリーズしていた。しかし、現在ではCWYWでの文献入力は非常に軽快にできる。わたしとしては、Wordを使ってCWYWで文献を入力していくことをお勧めする。

WordとEndNoteをリンクさせる

　まずはEndNoteをインストールして、Wordとリンクさせよう。あなたのパソコンにWordがインストール済みであるなら、EndNoteをインストールすると自動的にWordとリンクするようになる。

WordとEndNoteの連携を確認する

　文献を入力するためには、当然、WordとEndNoteの両方を起動しておかなければならない。Wordを開いて、「ツール」→「EndNote X7」→「Go To EndNote」と進むと、EndNoteが立ち上がる 4-7-1 。

　また「表示」→「ツールバー」→「EndNote X7」と進むとEndNoteのツールバーが表示される 4-7-2 。ツールバーにはいろんな機能が設定されている。ツールバーの左はしの「x7」をクリックするとEndNoteの画面に変わる。

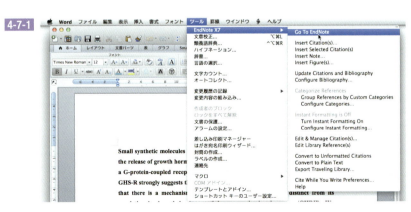

4-7-1

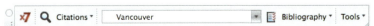

4-7-2

文献参照箇所の選択

Wordで作成している論文のファイルを開いて、文献を入れる箇所にカーソルを持ってくる 4-7-3 。

文献の選択

文献ライブラリから目的の文献をクリックして選択する。選択された文献は青色で表示される 4-7-4 。複数の文献を指示するときは command キーを押さえながら必要な文献をクリックしていく。

文献の挿入

そのまま、EndNoteの画面でメニューの「Tools」→「Cite While You Write」から「Insert Selected Citation(s)」を選ぶ 4-7-5 と、Wordの論文中に投稿雑誌のフォーマットで文献番号が挿入され、最後のページに雑誌のフォーマットで文献とその番号が自動的に記入される 4-7-6 。このように、文字通り「書きながら引用」できる。

また文献ライブラリで文献を選択

4-7-3　文献を入力する箇所にカーソルを持ってくる。

Small synthetic molecules called growth-hormone secretagogues (GHSs) stimulate the release of growth hormone (GH) from the pituitary. They act through GHS-R, a G-protein-coupled receptor for which the ligand is unknown. Recent cloning of GHS-R strongly suggests that an endogenous ligand for the receptor does exist and that there is a mechanism for regulating GH release that is distinct from its regulation by hypothalamic growth-hormone-releasing hormone (GHRH). We now report the purification and identification in rat stomach of an endogenous ligand specific for GHS-R. The purified ligand is a peptide of 28 amino acids, in which the serine 3 residue is n-octanoylated. The acylated peptide specifically releases GH both in vivo and in vitro, and O-n-octanoylation at serine 3 is essential for the activity. We designate the GH-releasing peptide 'ghrelin' (ghre is the Proto-Indo-European root of the word 'grow'). Human ghrelin is homologous to rat ghrelin apart from two amino acids. The occurrence of ghrelin in both rat and human indicates that GH release from the pituitary may be regulated not only by hypothalamic GHRH, but also by ghrelin.

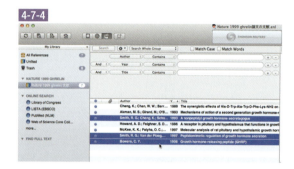

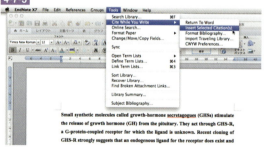

4-7-6　文献番号が入力される。

Small synthetic molecules called growth-hormone secretagogues (GHSs)(1-3) stimulate the release of growth hormone (GH) from the pituitary. They act through GHS-R, a G-protein-coupled receptor for which the ligand is unknown. Recent cloning of GHS-R strongly suggests that an endogenous ligand for the receptor does exist and that there is a mechanism for regulating GH release that is distinct from its regulation by hypothalamic growth-hormone-releasing hormone (GHRH). We now report the purification and identification in rat stomach of an endogenous ligand specific for GHS-R. The purified ligand is a peptide of 28 amino acids, in which the serine 3 residue is n-octanoylated. The acylated peptide specifically releases GH both in vivo and in vitro, and O-n-octanoylation at serine 3 is essential for the activity. We designate the GH-releasing peptide 'ghrelin' (ghre is the Proto-Indo-European root of the word 'grow'). Human ghrelin is homologous to rat ghrelin apart from two amino acids. The occurrence of ghrelin in both rat and human indicates that GH release from the pituitary may be regulated not only by hypothalamic GHRH, but also by ghrelin.

1.　Smith RG, Cheng K, Schoen WR, Pong SS, Hickey G, Jacks T, et al. A nonpeptidyl growth hormone secretagogue. Science. 1993;260(5114):1640-3.
2.　Smith RG, Van der Ploeg LH, Howard AD, Feighner SD, Cheng K, Hickey GJ, et al. Peptidomimetic regulation of growth hormone secretion. Endocrine reviews. 1997;18(5):621-45.
3.　Bowers CY. Growth hormone-releasing peptide (GHRP). Cellular and molecular life sciences : CMLS. 1998;54(12):1316-29.

文末に文献リストが作成される。

した後、Wordの画面に戻り、EndNoteのツールバーから、「Citations」→「Insert Selected Citation(s)」をクリックしても同様に文献が挿入される 4-7-7 。

あとは順番に、挿入箇所で文献を入れていけばよい。あるいは順番に関係なく文献を挿入しても、ちゃんと文献番号を自動的に訂正してくれる。またすでに文献を挿入したところに別の文献を加えても、自動的にまとめてくれる。

どうです、簡単でしょう。

引用した文献の削除

引用した文献を削除するときは、EndNoteツールバーで「Citations」→「Edit & Manage Citation(s)」とクリックして「EndNote X7 Edit & Manage Citations」画面を表示する。削除する文献を選択して、右側のアイコンから「Remove Citation」を選択してOKをクリックすると、不要な文献は削除される 4-7-8 。削除したことによって変更された文献番号と末尾の文献は、自動的に更新される。

論文中の文献番号を「delete」で直接削除しても、文献は自動的に更新されるが、「引用コードが壊れて変換エラーの原因となる場合がある」と注意されている。

最後にリンクを外す

文献を全て入れ終わったら、最後にフィールドコード「Field Codes」を外して、WordとEndNoteとのリンクを切る。そうしないと、投稿前の論文の編集ができない。

「Field Codes」とは文献挿入用の文中の隠れた、画面に現れない記号のようなものだ。「Field Codes」を外すには、Wordのメニューから「ツール」→「EndNote X7」→「Convert to Plain Text」を指示する 4-7-9 。すると、「続けますか？」

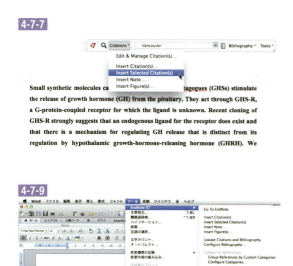

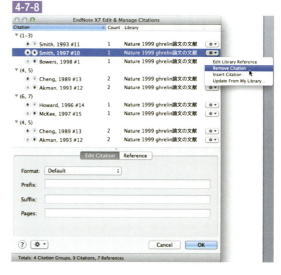

と聞いてくる。OKを押す 4-7-10 と、Field Codes が外れた新しい別の文章ファイルが現れる。これに名前を付けて保存する。

　もとの**「Field Codes」を外す前の文章ファイルは非常に大切**である。**別ファイルとして大事に保存しよう。**これは文献を別の雑誌のスタイルに変更したり、リバイスのときに文献を追加・削除するときに使う、大事なファイルになる。フィールドコードをいったん外すと、EndNoteとのリンクが消えて文献変更ができなくなるからだ。

　以上のようにして挿入した文献は、論文の一番最後に記入される。最後に「Field Codes」を外したファイルで、投稿する雑誌に合わせて、文献や謝辞、図説などの順番を整えて論文の出来上がりだ。

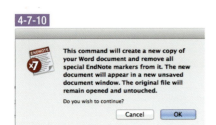

4-7-10

第4章 EndNoteで文献を入力する

4-8 文献を入力する（Wordを使っていない人のために）

EndNoteはWord以外のワープロでも文献を入力できる。リッチテキスト（RTF: Rich Text Format）で保存できるワープロならば可能である。操作の順番は以下のようになる。

① 文献ライブラリを作るまでは同じである。
② 使っているワープロソフトで作成したファイルを開く。
③ 文献を挿入する箇所にカーソルを持ってくる。
④ 文献ライブラリーから挿入する文献を選択する。
⑤ 文献を選んだらコピーして、カーソル部分にペーストする。すると｛ ｝ではさまれた部分に、著者名と文献ライブラリーの番号が記入される 4-8-1 。
⑥ また選択した文献をドラッグ＆ドロップで文章の挿入箇所に入れても入力される。
⑦ 文献の入った論文ファイルに名前を付けて保存する。**重要なことは、リッチテキスト形式で保存する**こと。
AppleのPagesでは残念ながらリッチテキストファイルに変換できない。この場合、標準テキストに変換して、それをテキストエディットのソフトでリッチテキスト形式に変換する。
⑧ EndNoteに戻って、「Tools」メニューから「Format Paper」に進んで保存したワープロファイルを開く。すると「（ファイルの名前）」のウィンドウに、選ばれた文献の一覧表が出る 4-8-2 。

4-8-1

Small synthetic molecules called growth-hormone secretagogues (GHSs){Smith, 1993 #11;Smith, 1997 #10;Bowers, 1998 #1} stimulate the release of growth hormone (GH) from the pituitary. They act through GHS-R, a G-protein-coupled receptor for which the ligand is unknown. Recent cloning of GHS-R strongly suggests that an endogenous ligand for the receptor does exist and that there is a mechanism for regulating GH release that is distinct from its regulation by hypothalamic growth-hormone-releasing hormone (GHRH). We now

｛ ｝のなかの文献とその他の一覧。serine3は｛ ｝のなかにあるが文献ではない。

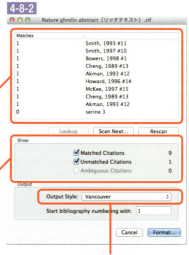

引用された文献が9編、その他の文献以外のものが1つある。

文献のスタイル

「Show」の部分に「Matched Citations」の数が、その下に「Unmatched Citations」の数が表示される。「Matched Citations」は文献の重複を入れた総文献数である。

「Unmatched Citations」は、引用文献以外の本文中の｛ ｝で囲まれた部分の数だ。ここでは例として「serine 3」を｛ ｝で囲んでいる。要するにWord以外のワープロの場合は、本文中の｛ ｝で囲まれた部分が引用文献として認識される。｛ ｝のなかに文献番号があれば、文献として認識されるのである。「Matches」の部分の1が引用された文献、0がそれ以外の本文中で｛ ｝に囲まれた項目である。

⑨「（ファイルの名前）」のウィンドウ中の「Output Styles」で雑誌のスタイルを選ぶ 4-8-3 。

⑩「（ファイルの名前）」ウィンドウの右下の「Format...」を選ぶ 4-8-4 。すると「対応する文献のない citations があります。このまま続けますか？」と表示される。これは先のファイル中の文献以外の｛ ｝で囲まれた部分の数である。「OK」を押す。

⑪雑誌名が付いた新しいファイルが作られ、これに名前を付けて保存する。

⑫そのファイルを開くと文献が番号と一覧になって挿入されている。

⑬論文全体の構成を整えて、出来上がり！

> ⚠️ 注意！
> 何度も言うように、「Field Code」を外すのは最終版が完全に出来上がって、投稿直前に！　また、「Field Code」を外す前の最終原稿は必ず保存しておくこと！　そうしないと、リバイスのとき、やっかいです。わたしは一度「Field Code」を外す前の最終原稿を保存しておかなかったばかりに、リバイスのときにもう一度、最初から文献を入れ直すのが大変でした。

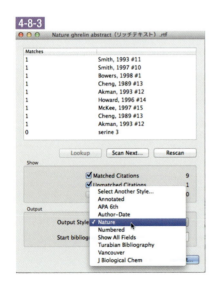

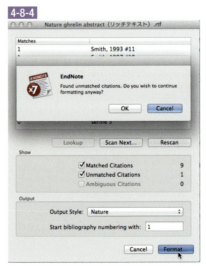

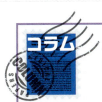

❸ワープロ・パソコン事始め

　いまでは当たり前のことだが、ワープロソフトはパソコンで操作する。しかしわたしが大学院で研究を始めた当初は、ワープロはほとんどが専用機で、パソコンで操作するワープロソフトはほとんどなかった。ちょうど一太郎が出てきて多いに普及しはじめたころだ。Word なんてなかった（多分）。

　そんなときに、当時所属していた宮崎医大の研究室にはオリベッティの英文入力ができるワープロ専用パソコンがあり、これを使ってみんな論文を書いていた。まだ多くの研究者がタイプライターで論文を書いていた時代だ。わたしのいた研究室は先進的だったのだ。これは劇的なことだった。なんと言っても「入力間違いを訂正できる」という、今では当たり前すぎることができるようになったのだ。書いたファイルはフロッピーディスクに保存していた。学位論文は英語で書かないといけないので、このオリベッティのパソコンは大学院生にとっては宝のようなものだった。

　しかし当時はプリンターの性能が追いついていなかった。このオリベッティの機械にはプリンターが接続してあったのだが、それは今みたいにインクジェットやレーザーではなく、タイプライター式だった。ゴルフボールよりもやや大きい球形のもの全体に文字が刻んであり、これがくるくると回って紙に印字するのだ。紙も一枚一枚自分で差し込まなければならなかった。今からみるととても大変だが、当時これは素晴らしいシステムだった。問題点は時たま調子が悪く、印刷できなくなってしまうことだ。特にページ数の多いファイルを印刷するとよく故障していた。学位審査用の印刷をしているときにプリンターが故障して、パニックになったこともある。

　論文の図をパソコンを使って作り始めたのも、わたしのいた研究室は日本国内で早いほうだったと思う。新しく導入した日立のシステムで、これにはワープロ、作図、スキャンなどの機能が含まれていた。全体は机1台を占めてしまうほどの巨大なものだったが、マウスもついていて、ちょうど Mac と同じような操作が可能だった。このパソコンシステムを使って教室内で一番最初に論文用の作図をしたのは、わたしである。FEBS レターに掲載された C 型ナトリウムペプチドの論文の図だ。当時はまだ論文の図と言えば、定規とペン、それに文字シールで作っていた時代だ。

　宮崎の田舎にあった研究室だったが、なかなか先進的だったのだ。

第5章　パソコンのデータやファイルの管理

この章は論文作成とは直接関係がないが、研究者にとってデータやファイルの管理は非常に重要であることは言うまでもない。

- データやファイルをどのように管理するか？
- ハードディスクでの管理
- オンラインストレージの利用
- 自動バックアップの利点
- パソコンを買い替えたときにデータをどうするか？

第5章　パソコンのデータやファイルの管理

5-1　パソコンのデータやファイルをどのように管理するか？

パソコンのデータやファイルは複数の手段で保存すべき！

あなたはパソコンのデータやファイルをどのように管理していますか？

これまでに、突然のハードディスクの故障で、パニックになったことはないだろうか？　このようなことを避けるためにも、パソコンのデータは複数の手段で管理すべきである。そして、すでに多くの研究者がそうしていると思う。

論文作成に関しては、書きかけの論文原稿、図のファイル、引用文献用の論文コピー（PDFファイル）などは重要なデータである。これらの論文作成のデータは、もし保存しているパソコンが壊れた場合も、実験ノートなどから回復可能だが、それでもダメージは大きい。かなり仕上げていた論文原稿を、一からまた書き直すと考えるだけでも憂鬱になる。

パソコン本体や内蔵・外付けハードディスクは、壊れることを前提にしてデータ管理をしておかなければならない。わたし自身の経験からも、パソコンやハードディスクはいつか必ず壊れる。そして今まさに必要なときであろうと、特に緊急の作業の必要のないときであろうと、ハード面のクラッシュは、その修復もさることながら、心理的にも影響は大きい。パソコンやハードディスクは、必要というときになぜか壊れることが多い気がするのだが、それは気のせいだろうか？

実際に研究者はどのようにパソコンのデータやファイルを管理しているのだろうか？　3人の例を挙げる。

【例1】Sくん
パソコン本体の内蔵ハードディスクと、外付けのハードディスク1台で、データやファイルを保存している。外付けハードディスクには定期的に手動でバックアップする。オンラインストレージは使用していなかったが、最近、K先生の勧めで導入した。

【例2】Bくん
パソコン本体の内蔵ハードディスクと、外付けのハードディスク1台、および研究室内共通のオンライン接続のハードディスクでデータやファイルを保存している。Dropboxを使用している。

【例1】S2くん
パソコン本体の内蔵ハードディスクと、外付けのハードディスク1台で、データやファイルを保存している。外付けハードディスクはバックアップの必要なときにだけ電源を入れて保存する。オンラインストレージは使用していない。

以上、3人の例を挙げたが、共通しているのがパソコン内蔵ハードディスクと外付けハードディスクでデータ管理を行っていることだ。これはおそらく、現在のほとんどの研究者で同じだろう。やはりいまだにハードディスクが主流だ。オンラインストレージは便利なのだが、まだほとんど導入されていないというか、ほとんどの研究者が知らないのが実情だろう。

ここではデータ管理に関して、いくつか役立つ方法を紹介していこう。

第5章　パソコンのデータやファイルの管理

5-2 外付けハードディスクでのデータ管理

　データの管理の第一は、内蔵あるいは外付けのハードディスクである。どのパソコンにも内蔵ハードディスク、あるいは最近ではMacBook Airのようにフラッシュストレージの記憶媒体もある。デスクトップで作業したファイルは、通常はこれらの内蔵の記憶装置に保存される。

　多くの方は内蔵ハードディスクが壊れたときのために、外付けハードディスクにバックアップをとっているだろう。外付けハードディスクの利点は、

- 内蔵ハードディスクが壊れても、外付けハードディスクでバックアップできる。
- データ容量を簡単に増やせる。

　外付けハードディスクでのデータ管理で重要なことは、**「自動バックアップをする」**ことである。実際に外付けハードディスクを使っているとわかるのだが、手作業で定期的にバックアップしようとしても忘れてしまい、肝心のデータが保存できていないということがしばしば起こる。内蔵ハードディスクと同時に外付けハードディスクに、新規のファイルあるいは更新したファイルを逐次、定期的に保存するのはかなり面倒だ。その点、自動バックアップで定期的にデータ保存しておくのは非常に簡単だ。

　外付けハードディスクのなかにはAppleのTime MachineとAir Mac Time Capsuleの組み合わせのように、何月何日に保存したファイルを呼び出すこともできる。しかもワイヤレスでの接続なので便利である。

　MacにはTime Machineという付属ソフトがあり、わたしはこれを使って内蔵ハードディスクから外付けハードディスクに自動バックアップしている。

　その他にも市販の自動バックアップ用のソフトがあるので、ぜひ利用されることをお勧めする。

第5章 パソコンのデータやファイルの管理

5-3 お勧めはオンラインストレージ

研究者仲間に聞いてみると、オンラインストレージを利用している人はほとんどいない。なぜか？　まだまだ情報が少ないからである。

わたしの経験では、これまでに複数のハードディスクが同時に壊れたことはない。しかし、外付けハードディスクが突然動かなくなって、しばらく内蔵ハードディスクだけで作業しているうちに、その内蔵ハードディスクの調子が悪くなって、焦って新しい外付けハードディスクを購入してバックアップを取り始めたことがある。なにごとも100％安全はない。世の中、なにが起こるかわからないのである。

内蔵と外付け、複数のハードディスクによってデータ管理をするとともに、わたしがお勧めするのはオンラインストレージによるデータ保存である。次のような利点がある。

- オンライン上のサーバにデータを保存するために、最悪、研究室が災害に見舞われてもデータを回復することができる。そのようなことはめったに起こらないとは思うが、地震や台風の多い日本では十分に起こりうることはこれまでの経験からわかっている。
- ネット経由でデータを保存したり、取り出すことができる。出張先でも保存したファイルをダウンロードできる。
- ほとんどのオンラインストレージでは自動的にデータをバックアップしてくれるので楽である。
- 会社によってはデータ保存に容量制限がないところもある。
- 年間契約もそれほど高額でない（と思います）。

オンラインストレージでデータを保存するにあたって重要なことは、**保存するデータと保存しないデータを分けずに、パソコン上のデータはすべて保存することである**。重要であるか、重要でないかと仕分けして保存していくと、そのうちにデータ保存が面倒になって破綻する。「データはすべて保存する」と決めておくと、なんと楽なことだろう。「では、どうやって目的のデータやファイルを探すのか？」と疑問に思うかもしれないが、大丈夫。現在のパソコンの検索機能はすぐれているので、目的のデータを探すことはそれほど難しくはない。この本では詳しく書かないが、ともかく大量のデータ保存にあたって重要なことは、分類せずに、すべて保存することである。

第5章 パソコンのデータやファイルの管理

5-4 オンラインストレージの例

　わたしは、書きかけの論文や原稿は Dropbox や iCloud を使って、またパソコン上のすべてのデータやファイルは Backblaze を使って、オンライン上に保存している。このようにわたしがお勧めするのは、短期の作業で使う無料のオンラインストレージと、長期に大容量のデータを保存するオンラインストレージを併用することだ。これらのオンラインストレージは設定するとメニューバーのところから操作できる 5-4-1 。

　短期の作業に使う無料のオンラインストレージの例は、
- Dropbox
- iCloud
- Google ドライブ
- OneDrive
- amazon cloud drive

などがある。

　またデータのバックアップ用として、長期のデータ保存に適したオンラインストレージには、
- Backblaze
- BOX
- bitcasa
- FINALBOX
- Pogoplug Cloud
- Carbonite

などがある。

　これらのオンラインストレージの不安な点は、突然サービスを停止したりする例だ。例えば KDrive は 2014 年度に無料・有料の両サービスが終了した。サービスを停止したもののなかには、引き続いて後継のサービスが開始されて問題はないものがあるが、ユーザーとしてはどうしようもない。サービス終了の案内が来て、保存データをダウンロードできるならばいいが、ともかく 100％安全はない。**オンラインストレージもバックアップの 1 つの手段と割り切っておこう。**

　以下にいくつかのオンラインストレージの紹介を。

5-4-1 オンラインストレージなどのメニューバー

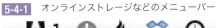
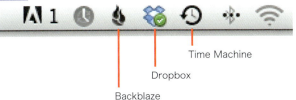

Time Machine
Dropbox
Backblaze

Backblaze

わたしはデータのバックアップ用としてBackblazeを使っている 5-4-2 。Backblazeは年間50ドルくらい（日本円なら5000円程度）と比較的安い値段で容量無限である。保存は自動的に行われるのでストレスはない。契約してバックアップ条件を設定すると、指定したファイルを自動的に保存してくれる。わたしの場合、パソコンの内蔵ハードディスクごとすべてのファイルを保存したので、保存完了まで数日かかった。

変更したファイルは自動的に更新してくれる。また4週間前のファイルまでなら、すべてのバージョンを保存しているので、もし以前のバージョンのファイルが必要になったときでも復元することができる。

欠点と言うほどでもないが、保存したファイルを取り出すときに、時間がかかる 5-4-3 。取り出したいファイルを指定して申し込むと、メールでファイルの圧縮が完了したことを知らせてくれる。そのあとでZIPファイルに圧縮されたファイルをダウンロードする。これに数分かかる。また非常に大量のファイルをダウンロードする場合には、USBメモリーやUSBハードディスクに保存して郵送してくれる。ただし、こちらは有料だ。

Backblazeを導入しての感想は、「安心」ということ。ハードディスクのクラッシュに怯えなくてよいし、もし万が一パソコンがなくなっても、データを復元できるのは非常に安心だ。

Dropbox

Dropboxの良い点は、データの保存とダウンロードが簡単なことである。メニューバーのDropboxアイコンをクリックして、フォルダのアイコンをクリックすると、デスクトップ上にDropboxのフォルダが

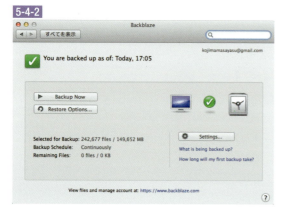

Backblazeの設定画面

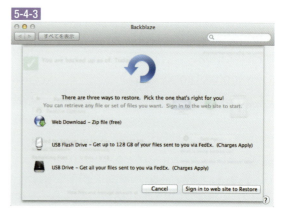

Backblazeではデータのダウンロードには容量に応じて3つの方法がある。

開く 5-4-4 。ここにファイルをドロップするだけで、自動的に保存してくれる。アップロードやダウンロードのスピードも速く非常に軽快だ。無料会員では容量は 5GB だが、有料会員として必要に応じて容量を増やすことができる。ネット環境さえ整っていれば、論文ファイルなどをメモリースティックで持ち運びせずに、研究室、自宅、出張先と自在に開くことができる。

　つい忘れてしまいがちなのは、保存しているファイルはクラウド上で単一のものであるということ。どのパソコンやスマートフォンでも Dropbox にアクセスできるので、ファイルが複数あって同期しているように思えるが、どれかの端末でファイルを削除してしまうと、ファイルはいっさい消えてしまう。だから Dropbox からファイルを取り出す場合には、まずデスクトップにファイルを移動させ（これはドラッグ＆ドロップで簡単にできる）、本当に削除していいのか判断してから処理するのがよい。

Firestorage

　無料で保存容量無制限をうたっているが、無料会員の場合、アップロードできるファイルの最大サイズが 250 MB と制限がある。なにより無料会員でも有料会員でもファイルの保存期間に限度があり（**一部のファイルは消えない**）、研究者のデータ保存には向かない。

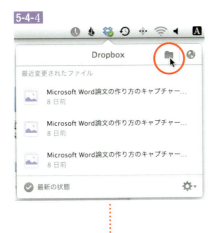

5-4-4

フォルダのアイコンをクリックする

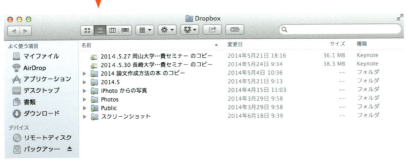

Dropbox のフォルダが開く

Google ドライブ

無料で容量が 15GB と魅力的だ。気になるのが、アップロードしたコンテンツのライセンスが Google 側になってしまうことだ。実際、自分で使ってみて、現在のところ問題はないが、ちょっと不安になる。

その他、容量無制限のオンラインストレージには、BOX、bitcasa、FINALBOX、Pogoplug Cloud、Carbonite などがある。会社によって値段がかなり異なるので、予算と相談して自分に合った業者を選んだらよい。

このように、わたしは Backblaze で長期のデータ保存を、Dropbox で日々使う作業ファイルを保存と使い分けている。また Pages や Keynote などの Mac のソフトで作成したファイルは、iCloud を使って研究室、自宅、出張先で作業を行っている。このことは第 6 章で書いてある。

第 5 章　パソコンのデータやファイルの管理

5-5 パソコンを買い替えたときにデータをどうするか？

パソコンの寿命は 5 年くらいと言われている。もちろん使用状況にもよるだろうが、だいたい 5 年くらいで内蔵ハードディスクの具合がおかしくなり始め、また OS システムも古いバージョンになってしまい、最新ソフトに対応できなくなる。わたしは大体、5 〜 6 年に一度、デスクトップのパソコンを買い替えている。ああ、もったいない！

パソコンを買い替えたときに、古いパソコンのデータをすべて新しいパソコンに移すべきだろうか？　わたしが提案するのは**「古いパソコンのデータは、新しいパソコンに移さない」**ということだ。せっかくまっさらな新しいパソコンになったのに、そのまま前のパソコンの環境を引きずってしまうと、フレッシュな気分がなくなってしまう。もちろんもとのままが使いやすくていいという人もいるだろう。しかし日々増え続けていくデータを、そのまま次のパソコンに引き継いでしまうと、いくら内蔵ハードディスク（あるいは他のメモリ）の容量を大きくしても、いずれまた溢れ出してしまう。

そこでわたしは古いパソコンのデータは新しいパソコンには移さないことをお勧めしている。外付けハードディスクやオンラインストレージで過去のデータは保存しているのだから、必要なデータはいつでも取り出せるはずだ。頻繁に使うデータやファイルだけ、新しいパソコンにコピーすればいい。結局よく使うデータは最近のものが多いのだから、これで問題はない。

❹電子投稿事始め

　今では論文投稿はネットを介した電子投稿が当たり前だが、かつては印刷した紙ベースでの投稿だった。郵便局や海外宅配便の事務所に投稿論文を持参していたころが懐かしい。投稿すると査読の返事が来るまでに少なくとも1カ月くらいかかったので、束の間の自由を楽しんだものだ。今では投稿して、早ければ2〜3日で、下手すれば午前中に投稿して、夜にはリジェクトの返事が来たということもあるらしい。レビュアーとのやりとりも電子メールになって、まったく休む間もない。

　わたしは当時所属していた研究所内で、いち早く電子投稿を経験した一人だと思う。紙ベースの最後の投稿が1999年のNature論文で、初の電子投稿論文が2000年のJBC論文である。論文の電子投稿とメールを介してのレビューが始まったのは2000年前後、20世紀の終わりから21世紀にかけての時期なのだ。

　わたしが最初に電子投稿したJBC論文については、当時のことをよく覚えている。何と言っても困ったことは、当時の研究所から送信できるファイルは1MBだか制限があって、2MB近い容量の論文は所内のシステムからは送信できなかったのだ。そこで仕方なく、フロッピーディスクで論文ファイルを家に持ち帰り、自宅のパソコンから投稿した。自宅のパソコンは初代のiMacだった。自宅では電話回線を通じてインターネットのプロバイダとつながっていた。当時の性能のパソコンであるし、ネット回線もそれほど高速ではない。ファイルを1つずつアップロードしていくのにも、かなり時間がかかった。電子投稿もまったく初めての経験だったので、一つひとつのステップごとに四苦八苦しながら投稿したことを覚えている。ようやく投稿が完了しても、本当にこれでよいのか不安がいっぱいだった。

　論文投稿はネットによる電子投稿だったが、まだ編集部からレビュアーには紙ベースで査読論文を送っていたのだと思う。1カ月くらいしてレビューの返事が帰ってきた。ラッキーなことに、ほんの数カ所の変更だけでいいとの素晴らしい内容だった。ものの30分で改訂原稿を作り、即、再度電子投稿した。もちろんまた自宅からの投稿だ。リバイス論文のアクセプトの通知は、メールだったのか、ファクスだったのか、そのあと1週間くらいで来たと思う。

　わたしの最初の電子投稿はいい思い出だった。

第6章　いつでもどこでも論文が書ける

- クラウドサービスを使って論文を書くことについて
- 無料ソフトが使える主なクラウドサービス
- iCloud, Google ドライブ, OneDrive

第6章　いつでもどこでも論文が書ける

6-1　クラウドを活用して論文を書く

　持ち運びできるパソコンやタブレットの普及で、いつでもどこでも論文を書ける時代になった。またネット接続環境も、数年前に比べてもはるかに良くなったため、いちいちデータファイルをメモリースティックなどにコピーして持ち運ばなくてもよくなった。ネットにさえつながっていれば、クラウド上のオンラインストレージにファイルを保存しておくことで、いつでもどこでもデータファイルを呼び出すことができる。実際に、この原稿は iCloud を使って自宅で書いている。

　また最近ではクラウド上にデータを保存できるだけでなく、無料のクラウドソフトを使って文章の作成や、表計算、プレゼンテーション資料作成などができるようになった。つまりパソコンに専用ソフトをインストールしていなくても、論文ファイルを呼び出して、作成作業を継続することができる。出張先にパソコンを持参しなくても、出張先のホテルでパソコンをレンタルしたり、あるいはロビーやオフィスルームのパソコンを使って、作業を続けることができるのだ。

第6章　いつでもどこでも論文が書ける

6-2　注意！オンライン上で削除すると、ファイルは消えてしまう

　注意すべき点は、特定のファイルをオンライン上で削除すると、そのファイルはすべてのデバイス上でなくなってしまうことだ。複数のデバイスで共通のファイルを利用できるために、なんとなく、ネット上のどこかに残っていると思いがちだが、ファイルはなくなってしまう。慣れればクラウド上のファイルを誤って削除することはないが、最初のうちは戸惑ってしまう。心配なときはコピーしたファイルを、クラウド上に保存することだ。クラウドによっては削除しても復元可能なものもある。例えば Google ドライブでは削除されたファイルは「ゴミ箱」に残っていて、「完全に削除」しない限り復元は可能だ。

第6章 いつでもどこでも論文が書ける

6-3 無料ソフトが使えるクラウドサービス

　クラウドソフトが無料で使用できることなど、論文作成がネット上でできるクラウドの代表的なものには次のものがある 6-3-1 。

　このように現在では各社が無料でオンラインストレージとソフトを組み合わせたサービスを提供している。

　例えばわたしがこの原稿を書くのに使用しているアップルの iCloud には、ワープロソフトとして Pages、表計算ソフトとして Numbers が、プレゼンテーションソフトとして Keynote が使える。

　また Google ドライブには、Document、Spreadsheet、Presentation と、やはり同様のソフトをクラウドから呼び出すことができる。

　そしてマイクロソフトの OneDrive ではオフィスのオンライン版ソフトとして、Word（Word Online）、Excel（Excel Online）、PowerPoint（PowerPoint Online）を使用することができる。

　しかも、iCloud と Google ドライブのクラウドソフトはマイクロソフトの同機能のソフトのファイルを読み込むことができるので、ネット上での作業になんの支障もない。

6-3-1　無料ソフトが使える主なクラウドサービス（2014年6月現在）

クラウドサービス	提供	無料での保存容量	ソフト
iCloud	Apple	5GB	ワープロ：Pages 表計算　：Numbers プレゼン：Keynote
Googleドライブ	Google	15GB	ワープロ：Document 表計算　：Spreadsheet プレゼン：Presentation
OneDrive	マイクロソフト	15GB	ワープロ：Word 表計算　：Excel プレゼン：PowerPoint

第6章 いつでもどこでも論文が書ける

6-4 iCloudについて

　iPhoneユーザーの方も多いので、iCloudについてご存知の方もいるだろうし、実際に使っている人もいるだろう 6-4-1 。

　iCloudに限らずクラウドサービスを使うには登録が必要だ。iCouldの場合、Appleのパソコンを購入したときにiCloudに登録し、Apple IDとパスワードを入力する。あるいはApple のwebサイトからも登録することができる。iCloudでは無料で5GBのオンラインストレージが使える。

　まずはiCloudにログインする 6-4-2 。

① Macユーザーで
自分のパソコンにすでにiWorkをインストールしているとき

　現在（平成27年1月）ではAppleのiWorkは無料でパソコンにダウンロードすることができる。ダウンロードしたiWorkのソフト（Pages、Numbers、Keynote）を開いたときに、ファイルの一覧が出る。例えばパソコンにインストール済みのPagesを立ち上げると、 6-4-3 のような画面が出る。メニューバーの中央に「iCloudライブラリ」「Pages-iCloud」と「♣ iCloud Drive」とあり、どちらかを選択する。目的のファイルをダブルクリックするか、ファイルをクリックして右下の「開く」をクリックするとファイルが開く。

② Windowsパソコンの場合

　OSがWindows 7または8のWindowsパソコンでもiCloudを使うことができる。そのためにはまずiCloudの設定が必要だ。iCloudのwebサイトに進んで、Windows用iCloudコントロールパネルをダウンロードしてインストールする。

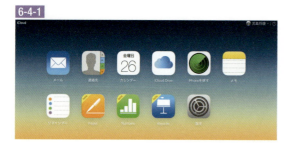

iCloudのスタート画面

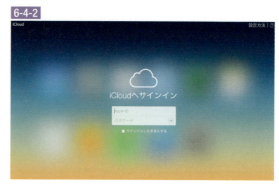

iCloudのログイン画面

インストールが完了したら、Windowsの「スタート」メニューまたはスタート画面から iCloud コントロールパネルにアクセスして、あとは iCloud アカウントに Apple ID とパスワードを入力すると使用可能だ。Apple ID とパスワードを入力してサインインすると、iCloud の画面になり、メール、連絡先、カレンダーなどとともに、Pages、Numbers、Keynote のソフトのアイコンがある。2015年1月現在、これらのソフトはβ版である。

③自分のパソコン以外から iCloud に保存しているファイルの作業をするとき

この場合、パソコンには iWork のソフトがインストールされていないとする。Mac の場合は追加ソフトのインストールなしに iCloud を使えるが、Windows パソコンの場合は②で書いたように iCloud コントロールパネルのインストールが必要

④ iCloud のソフト

パソコン上に iWork のソフトをインストールしていなくても、クラウドの iWork ソフトで作業ができる。

iCloud のスタート画面において、例えば Pages をクリックすると iCloud に保存してある Pages ファイルが一覧となって出てくる 6-4-4 。目的のファイルをダブルクリックす

6-4-3

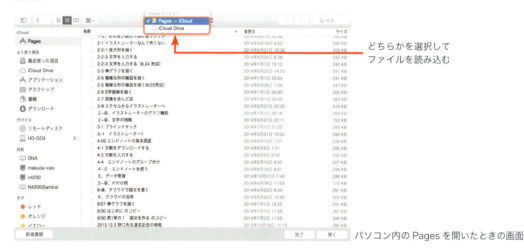

どちらかを選択してファイルを読み込む

パソコン内の Pages を開いたときの画面

6-4-4

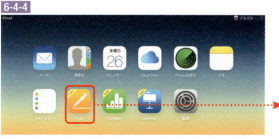

iCloud のソフトからファイルを読み込む

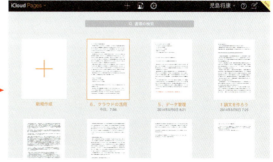

ると、入力画面が表示される 6-4-5 。この画面上で作業を行うと、変更された内容は自動的に iCloud 上に保存されていく。日本語入力も問題なくできる。作成したファイルは、Pages ツールを表示させて「コピーをダウンロード」をクリックすると、Pages、PDF、Word のフォーマットでダウンロードできる 6-4-6 。

また Keynote で作成したプレゼンテーションファイルは、Keynote、PDF、PowerPoint のフォーマットで、Numbers で作成したファイルは、Numbers、PDF、Excel のフォーマットでダウンロードできる。つまり iWork で作成したファイルは、対応するマイクロソフトのファイル形式に変換して保存することができる。

また iCloud メールを設定しておくと、メール添付でファイルを送信することができる。

6-4-5

クリックして Pages ツールを表示させる。

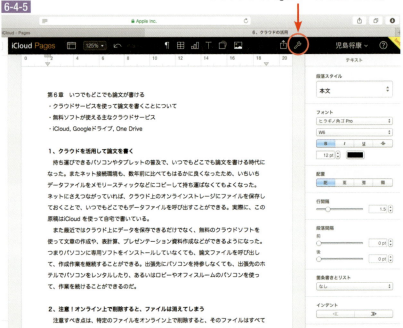

iCloud 版 Pages の画面。通常のワープロソフトと比べても遜色ない。

6-4-6

ダウンロードの形式を選択してください。

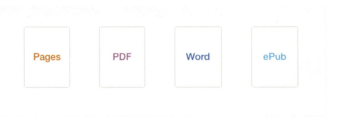

iCloud 版の Pages で作成したファイルは、PDF や Word ファイルで保存できる。

第6章 いつでもどこでも論文が書ける

6-5 Google ドライブ (Google Drive)

　Google ドライブでは無料の保存容量は 15GB もある。これだけの容量があればかなりの量のファイルやデータを保存できる。

　Google ドライブを使用するには、Mac でも Windows でも追加のソフトのインストールは特に必要ない。Google メール（Gmail）を使用しているならば、そのまま Google ドライブを使える 6-5-1 。Google メールも、写真の保存に使う Picasa も、Google ドライブと共通のクラウド領域を使用しているからだ。

　使用していない人は、まず Google アカウントを取得して、インターネット上の Google のサイトに入る 6-5-2 。Google の画面から Google ドライブをクリックすると、保存したファイルが一覧となって表示される。左の「CREATE」のところをクリックすると、Document、Presentation、Spreadsheet などのソフトを立ち上げることができる 6-5-3 。

　例えば Document は、市販のワープロソフトと遜色ない。フォントの種類や大きさを変えたり、色文字に変えたり、表を作ったりできる。また日本語も問題なく表示できる。作成したファイルをパソコン上にダウンロードするときには、「File」→「Download as」と進むと、Word、PDF、rich text format など各種のファイルに変換して保存できる。

　Google ドライブで少々不安なのは、オンライン上で作成した資料のライセンスがクラウド管理者、つまり Google になってしまうこと。自分の作成したファイルの著作権が、自分のものでなくなってしまうのだろうか？

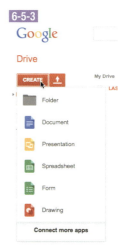
Google ドライブのクラウドソフト

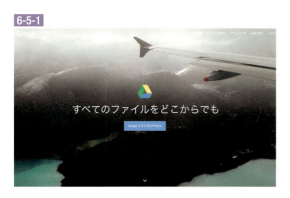
Google ドライブのスタート画面

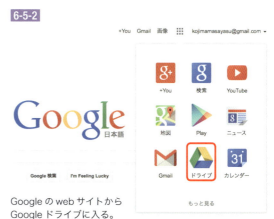
Google の web サイトから Google ドライブに入る。

第6章 いつでもどこでも論文が書ける

6-6 OneDrive

マイクロソフトは、無料で 15GB のオンラインストレージとクラウドソフトを提供する、OneDrive を展開している 6-6-1。何と言ってもその強みは Word や PowerPoint などの、ほぼ世界標準のソフトがオンライン上で使えることだろう。OneDrive は Windows パソコンとは、当然のように相性がいい。

Microsoft アカウントに登録して、ネットブラウザで OneDrive を開きサインインすると、最初の画面に進む 6-6-2。「作成」の部分をクリックすると、クラウドソフトが一覧になっており、使用するソフトを選択する 6-6-3。例えば PowerPoint を選ぶと、次のような画面がブラウザ上に現れ、通常の PowerPoint ソフトと同じようにプレゼン資料作成の作業ができる 6-6-4。そして作った資料を使って、そのままプレゼンテーションもできる。

また OneDrive アプリを使用すると、他のサービスと同じように、すべてのコンピューターでファイルを同期することができる。

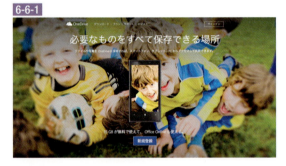

OneDrive

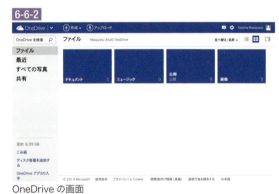

OneDrive の画面

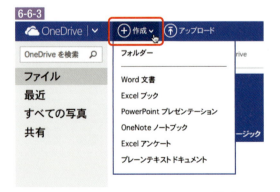

OneDrive のクラウドソフトは、Office と同じ。「作成」のところをクリックするとクラウドソフトが表示される。

OneDrive の PowerPoint を立ち上げた画面

第6章 いつでもどこでも論文が書ける

6-7 どのサービスがよいのか？

　3つのクラウドサービスを使ってみた感想は、どのサービスを使っても問題なく使えるということだ。そのなかでわたしが使いやすいと感じるのは、iCloud である。もっともこれはわたしが Mac ユーザーであり、日常的に iWork のソフトを使っているのが理由であろう。マイクロソフトのオフィスを使っているユーザーなら、OneDrive が使いやすいだろう。

　いずれのクラウドソフトも、ワープロやプレゼン資料の作成になんの問題もなく利用できる。ネットにさえつながっていれば、手元のパソコンにはソフトをインストールすることも不要な時代になっているのだ。

　いつでもどこでも論文が書ける。この先、研究者はますます仕事に追われるようになるのだろう。あまり望ましいことではないが。

コラム ❺ データ保存の歴史

　かつてデータ保存と言えばフロッピーディスク1枚に収まるくらいのかわいいものだった。しかし、今はどうだろう。CD-ROMなどに特定のファイルだけを保存することはできるが、「面倒だから、まとめて全部保存しちゃえ」と外付けハードディスクに全部保存しているのでは。ともかくデータ保存に必要な容量は増加する一方だ。

第一期: フロッピーディスクの時代

　パソコンが普及し始めた初期のころのデータ保存は3.5インチのフロッピーディスクが主流だった。当時は内蔵ハードディスクはまだなく（おそらく）、2つあるフロッピーディスクのスロットに、一方にはソフトを、もう1つにはデータ保存用のフロッピーディスクを入れていた。3.5インチのフロッピーディスクの記憶容量はどのくらいか覚えていますか？　3.5インチのフロッピーディスクには2DD（720KB）と2HDタイプ（1.44MB）の2種類あったことも、もう覚えていない。たったこれだけである。現在ではデジカメで撮った写真ファイル1枚ですら保存できるかどうかわからないような容量だ。でもかつては論文ファイルごとに1つのフロッピーに保存していたので、それはそれなりにわかりやすかった。

第二期: オプティカルディスクの時代

　フロッピーディスクでは保存容量が足りなくなってきて、次に普及したのがMOディスクなどの光磁気ディスクだ。3.5インチのMOディスクは記憶容量が128MBと、フロッピーディスクの記憶容量の約100倍と一気に増加した。いまでも研究室にはMO用の読み取り機があり、かつてデータ保存したMOディスクも残しているが、保存したファイルはすでにハードディスクなどに移している。

　その後、CD-ROMがデータ保存の主流になった。ほとんどのパソコンにはCDドライブが内蔵された。CD-ROM1枚でのデータ保存容量は700MB。MOディスクもその後、230MBや640MBの大容量ディスクが発売されたが、CD-ROMの普及のスピードのほうが速かった。

　当時は、これだけの容量があれば、MOやCD-ROM1枚でほとんどのデータが保存できると安心した。しかし、そうはならなかった。ワープロ、プレゼン、画像、動画、音楽など様々なファイルが増えていくにつれ、データ容量は加速度的に増加していった。現在、ブルーレイディスクならば1枚で25GB保存できるが、それもあまり普及しなかった（していない）。

第三期: ハードディスクの時代

　現在、データ保存の記憶媒体でもっとも普及しているのが、外付けハードディスクである。値段が安くなって気軽に何台でも購入できるようになったし、様々な記憶容量のものが発売されている。2014年には5TBのものも発売されるらしい。5TB！

第四期：その先には？
　この先、研究者の間でもっと普及していくのは、やはりオンラインストレージではないだろうか？　わたしも実際に使っているが、なにより機器トラブルがないので安心である。容量も無制限のストレージが結構ある。値段もまあ納得できる。契約している会社が経営難で、いきなり業務を停止するといったことがないともいえないが、今のところはそのような事例はほとんどない。しかし、この世の中、何が起こるかわからないので、絶対安心とは言えないが、オンラインストレージを1つは持っていることをお勧めする。
　そしてもっと先には？
　データ保存は不要になるかも？　すべての作業でのファイルは自動的にネット上に保存されるような時代かも。まさかね？

第7章 さあ、自信を持って投稿しよう！

7-1 PDFファイルに変換する

　現在、学術雑誌への論文投稿は全て電子投稿になった。かつて、できるだけ上質の紙を使ってきれいに印刷して、大事に抱えて中央郵便局またはDHLやFedExに持参していた時代が懐かしい！　コラムにも書いたが、わたしにとって冒頭のNatureの論文が郵送による最後の投稿論文であった。わたし自身、最初の電子投稿はJBCに投稿したグレリンの2番目の論文で、2000年3月のことである。当時のJBCの電子投稿では、本文や図のファイルは1つずつアップロードしていくシステムであり、非常に苦労した覚えがある。しかも当時、国立循環器病研究センターからは1MBを超える容量のファイルは送信できなくて、自宅のパソコンから投稿した。

　現在ではどの雑誌もPDFファイルに変換して投稿することがスタンダードとなった。皆さんも既に経験があり、いまさらと思うかもしれないが、投稿用ファイルの作り方をおさらいしておこう。

1 ワープロファイルをPDFファイルに変換する

　ワープロソフトで作成した論文を開いて、Wordの場合は「ファイル」→「名前を付けて保存…」と進み、出てきたウィンドウの「フォーマット」の部分に「PDF」があり、保存するとPDFファイルに変換されたファイルが出来上がる 7-1-1 。またPagesでは「書き出す」のところで「PDF」を指定することができる。

　またはワープロソフトで作成した論文を開いて、紙にプリントするときと同じく「プリント…」を選択する。プリントウィンドウの「PDFとして保存…」をクリックする 7-1-2 。ファイルに名前を付け、保存先を選んで「保存」をクリックすると、PDFファイルとして保存される。

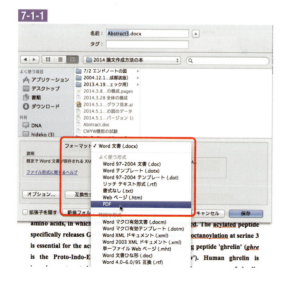

7-1-1

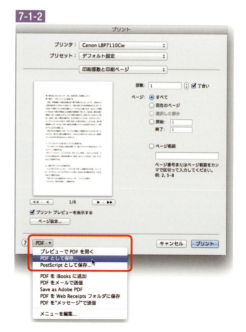

7-1-2

2 図をPDFファイルに保存する

　ここではIllustratorファイルをPDFに変換する方法を書く。といっても、IllustratorもAcrobatも同じAdobe社の製品なので、やり方はすごく簡単である。

　PDFファイルに変換するIllustratorファイルを開く。

　「ファイル」→「別名で保存…」を選択する。

　「別名で保存」ウィンドウの下の方に「ファイル形式」の欄がある。「Adobe PDF（pdf）」を選択して、名前を付けて保存先を選ぶ 7-1-3 。

　「保存」をクリックすると「Adobe PDFを保存」ウィンドウが開く 7-1-4 。投稿論文ではオプションの「Illustratorの編集機能を保持」の設定を解除しておこう。こうすると、投稿ファイルの容量を小さくできる。

　次に「PDFで保存」をクリックすると、「……一部の編集機能が使用できなくなる可能性があります。」との警告が出る 7-1-5 。投稿論文用のファイルではこのまま続行する。論文がアクセプトされ、最終的な図のファイルを送る場合は「Illustratorの編集機能を保持」は有効にしておく。こうしておくと編集部が雑誌のフォーマットに合った図に変更ができる。

　これでPDFファイルに変換される。投稿するPDFファイルの総容量を制限している雑誌もあるが、まず普通の論文（すべての図が写真ばかりでない論文）で、「Illustratorの編集機能を保持」の設定を解除しておくと5MB以上になることはめったにない。写真では解像度の問題があるので、できるだけファイルの圧縮は行わずに、容量が大きくなりすぎてもベストの画像を送るようにするのがよい。論文が受理されて、印刷用にファイルを送る場合、Illustratorのファイルをそのままで送っても、まずどの雑誌でもOKである。

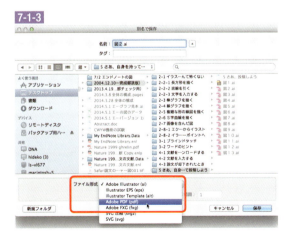

7-1-3

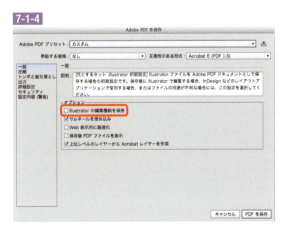

7-1-4

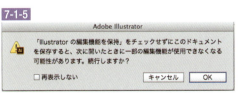

7-1-5

3 PDFファイルに変換した画像を1つにまとめる

　論文投稿の際には、本文と図のファイルを別々に送信する雑誌と、図を含めたすべてを1つのPDFファイルにまとめて送信する雑誌の、2通りがある。最近では1つのPDFファイルにまとめるのが主流ではないだろうか？

　複数のPDFファイルを1つにまとめるのは、Acrobatのソフトで行う。Adobe Readerではファイルの結合はできず、純粋のAcrobatソフトが必要である。

　Acrobatのソフトを立ち上げ、本文のPDFファイルを開く。

　画面の上の部分に「ページ挿入」のアイコンがあるので、これをクリックして、挿入するファイルを選択する 7-1-6 。

　「ページを挿入」ウィンドウが開くので、挿入する場所（基準となるページの、前に挿入するのか、後ろに挿入するのか）と基準となるページを指示して、OKをクリックすれば1つのファイルにまとめることができる 7-1-7 。以下、同じようにPDFファイルを結合して、最終的な投稿ファイルに仕上げる。

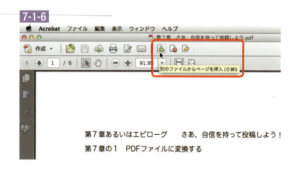

7-1-6

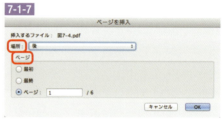

7-1-7

「ページ」は挿入する基準となるページを指定し、「場所」は基準ページの前か後ろか、どちらにファイルを挿入するのかを指定する。

第7章　さあ、自信を持って投稿しよう！

7-2 よくわたしが失敗する投稿直前の出来事

①投稿する前にあらかじめ、IDとパスワードをもらっておく必要のある雑誌がある（ほとんど全部の雑誌がそうかな？）。IDとパスワードをもらったら、必ずメモしておこう。結構、忘れてしまうことが多く、投稿のたびごとにまずパスワードの再設定を行わなければならないことがしばしばだ。

② EndNoteの文献整理のところで書いたように、必ず投稿論文の最終版で、EndNoteで文献変更が可能な版を確実に保存しておくこと。リバイスは必ずあるものと認識しておこう。保存しておかないと、リバイスのとき、再び文献から入力しなければならなくなり、すごく面倒である。

③本文のファイル、原図、完成した図、数値データなどの、投稿論文に関連したファイルは、投稿した時点で複数のメディア（ハードディスク、メモリースティック、オンラインストレージ、CD-Rなど）に保存しておこう。できれば論文作成の途中にも何回か保存しておこう。1台のコンピュータだけに論文のファイルを保存しておくことは、非常に危険であることはよくわかっているだろう。しかも、肝心なときに限ってコンピューターの不調が起こりやすく、パニックになること請け合いである。普段から複数のメディアへ、定期的にファイルを保存しておこう。

④投稿後2～3日は研究室にいる日を選んで投稿したほうがよい。「図@のファイルが開けないから、もう一度送れ！」とか、「なになにのファイルがない！」とかの編集部からのメールがしばしば届く。編集部から「投稿ファイルには問題がない」との確認を受けてから出かけよう。

⑤休暇前に論文を投稿することは、ストレス軽減のためにもなるべく避けよう。一流雑誌では、いわゆる門前払いでレビュアーのもとに行くことなく返ってくる論文のほうが多い。だいたい1週間以内で返ってくる。わたしが知っている限りでは最短2日で返ってきたこともあるそうな。せっかくの休暇もだいなしである。

⑥わたしは縁起をかついで論文投稿は大安吉日に投稿するようにしていたが、特に効き目はないようである。納得したものができたら投稿してください。

| 第7章　さあ、自信を持って投稿しよう！

7-3 それでも、こんな失敗がある！

　投稿論文の仕上げは慎重に、なんどでも見直そう。できれば何人かで見直すほうが、間違いが見つかりやすくてよい。なぜか共著者よりも全くの第3者のほうがよく間違いを見つけてくれる。普段から論文を客観的に見てくれる仲間を捜しておこう。

　それでも論文を投稿したあとに、次のような間違いが起こりうる。

①誤字、脱字。これはかわいらしい失敗で笑って許される。スペルチェックをしたつもりでも、最後にもう一度見直そう。結構、間違えてしまうのは、共著者や謝辞中での人の名前だ。あとでひたすら謝ることになる。
②図の番号の間違い。たまにある。
③いつのまにか図の文字が消えていた。
④別の図に同じ写真を使っていた。コントロールと結果の写真が同じだった。図の使い回しではないので、念のため。
⑤写真の裏表が逆だった。
⑥最終版の論文でなく、1つ前のまだ訂正していないバージョンを送ってしまった。

　などなどの体験を実際に聞いたことがある。くれぐれも慎重に最終チェックをしてください。

| 第7章　さあ、自信を持って投稿しよう！

7-4 さあ、投稿だ！

　投稿予定の雑誌のホームページから投稿する。完成した論文ファイルの他に、必要なファイルを準備しておく。例えば、

①著者の所属、住所、メールアドレスなどの一覧表。雑誌によっては著者全員のメールアドレスを記入する箇所がある。著者多数でメールアドレスの確認が大変なときには、代表者のメールアドレスにしておいても問題はないこともある。
②カバーレター。
③投稿論文のアブストラクト。これは論文からコピーしてくる。
④リバイスの場合、訂正箇所の一覧表。

　以上のようなものを準備しておく。投稿の指示にしたがって、進めていく。最終的に論文ファイルを転送するが、写真を含んだ容量の大きいファイルはかなり時間がかかることがある。うまく転送できているのか不安になるが、よほどのことがない限り大丈夫なので、コーヒーでも飲みながら、気長に完了するのを待とう！　すべて終了すれば確認の電子メールなりが自動的に送られてくる。あとはエディターやレビュアーに恵まれることを祈って、結果を待とう。

　Good Luck!

索引

あ行

アンカー	40
引用した文献の削除	73
上付き文字	30
エラーバー	25, 35, 39
エラーバー表示	43
エリア内文字ツール	27
オンラインストレージ	5, 6, 78, 79, 80, 95

か行

回転ウィンドウ	29
画像処理	10, 54
カラー	15, 20
カラーパレット	12, 13, 20, 21
カラーモード	19
キーボード	4
クラウドサービス	86
グラデーション	12
グラフエリア	31
グラフ機能	42
グラフ作成	31
グラフ設定	42
グラフツール	42
グループ	65
グループ化	14, 25, 36
グループ解除	43
グループセット	65
クロマトグラフィーのチャート	44
酵素の反応曲線	44
ゴシック体	27

さ行

作業スペース	11
作図	10
雑誌のスタイル	70
参考文献	62
システム（Macintosh）	21
下付き文字	30
自動バックアップ	78, 79
ショートカットキー	16
新規ドキュメント	19
新規レイヤー	34, 38, 49
スウォッチライブラリ	13, 21, 22
ズームツール	15, 16
図の縮小	33
スライド作成	56
整列パレット	22, 24, 25, 55
整列ボックス	35
線	12, 15
線グラフ	38
線種	46
選択ツール	13, 14, 15, 46
線の太さ	46
線パレット	12, 21
外付けハードディスク	6, 79, 94
ソフト	2

た行

ダイレクト選択ツール	14, 15, 20, 40, 43, 50, 51, 52
楕円形ツール	15, 39
タッチタイピング	3, 8, 58
段落設定パレット	55
長方形ツール	15, 20, 48
直線ツール	15, 17, 23
直線を引く	23
ツールボックス	13, 15, 20
データ処理	31
データフォルダ	63
データやファイルの管理	78
テキストエリア	29, 30, 41, 55
手のひらツール	15, 16
電子投稿	85, 96
等間隔に配置	25
等間隔に分布	36
投稿雑誌のスタイル	70
トリミングツール	54

な行

内蔵・外付けハードディスク	78
内蔵ハードディスク	6, 79
ナイフ	16
塗り	15

は行

ハードディスク	78
バウンディング・ボックス	20
はさみ	16
はさみツール	46
パス	31
パス上文字ツール	27
破線（点線）	26
パソコンシステム環境	6
パレット	11
分離	22
結合	22
ハンドル	20, 21, 33
フィールドコード	73
フォーマットの変更	62
複雑な図	44
太字	30
ブラインドタッチ	3, 58
フラッシュストレージ	79
プレゼンテーション	10
文献の挿入	72
文献番号	62
文献ライブラリ	62, 63, 72
ベジェ曲線	17, 49, 57
ペンツール	15, 17, 18, 23, 24, 40, 45, 47, 51
ペンの取り消し	45
棒グラフ	19, 22, 33, 35
ホーム・ポジション	60, 61
ボックス	11

ま行

マーク	39

索引

増田式！PC キーボードの学校　　59
増田式タッチタイピング練習法　　59
増田忠　　59
明朝体　　27
無料のクラウドソフト　　86
目玉マーク　　45
メモリースティック　　6
面（塗り）　　12
面と線　　11, 12
文字設定パレット　　27, 30
文字ツール　　15, 27, 28
文字の入力　　27, 55
文字ボックス　　28, 41, 55
文字を回転させる　　28

や行

矢印　　26

ら行

ライブラリ　　63, 68
ライブラリモードアイコン　　64
リッチテキスト　　75
リバイス　　99
レイヤー　　31, 32, 34
レイヤーの削除　　37
ロック　　47
論文作成　　2

わ行

ワープロソフト　　2

A

Acrobat　　5
Acrobat ソフト　　98
Adobe Reader　　98
Air Mac Time Capsule　　79
Apple ID　　88

B

Backblaze　　6, 81, 82

C

CMYK　　19
CWYW（Cite While You Write）　　62, 71

D

DIC カラーガイド　　21
Dropbox　　5, 6, 81, 82

E

EndNote　　5, 62, 63
EndNote のツールバー　　71
Excel　　7, 31

F

Field Codes　　73, 74
Firestorage　　83

G

Gmail　　91
Google アカウント　　91
Google メール　　91
Google ドライブ　　81, 84, 86, 87, 91
Group　　65, 68
Group Set　　65, 68

I

iCloud　　6, 81, 86, 87, 88, 89, 90, 93
iCloud コントロールパネル　　89
ID とパスワード　　99
Illustrator　　5, 7, 10, 57
Illustrator の編集機能を保持　　97
Illustrator ファイル　　97
iMac　　6
Integrated Library and Online Search Mode　　64
iPad　　6
iWork　　88, 89, 93

K

Keynote　　7

L

Local Library Mode　　64

M

MacBook Air　　6
Matched Citations　　76
Microsoft アカウント　　92
My Library　　64

N

NIH Image　　54
Numbers　　7

O

OneDrive　　81, 86, 87, 92, 93
Online Search　　66
Online Search Mode　　64, 67
Open Style Maneger　　70
Output Styles　　76

P

Pages　　7
PDF ファイルに変換　　96
Photoshop　　5, 7, 54
PowerPoint　　5, 7, 56, 92
PubMed　　66

R

RGB　　19
RTF（Rich Text Format）　　75

S

S 字曲線　　49, 50, 57

T

Time Machine　　7, 79

U

Unmatched Citations　　76

W

Windows 用 iCloud コントロールパネル　　88
Word　　5, 7, 71, 92

著者略歴

児島将康（こじま　まさやす）

淡路島生まれ。'88年宮崎医科大学大学院博士課程修了（医学博士）。日本学術振興会特別研究員を経て、'93年国立循環器病センター研究所生化学部室員、'95年より同室長。'01年より久留米大学分子生命科学研究所遺伝情報研究部門教授。

研究テーマは未知の生理活性ペプチドの探索と機能解明。そして、グレリンを中心とした摂食・代謝調節の研究。

趣味は山登り、クラシック音楽、読書、映画鑑賞など。山は槍ヶ岳が一番好き。クラシック音楽は現在もっぱら聴くだけ。CD購入枚数は年間500枚以上で最近は完全に飽和状態。読書は年間100冊、映画鑑賞は年間30本を目標にしているが？

著書：『脳とペプチド』（共立出版：共著）、『科研費獲得の方法とコツ』（羊土社）

科学論文はこう作る！
作成ツール使いこなし術 ⓒ

発　行	2015年3月15日　　1版1刷
	2015年7月20日　　1版2刷

著　者　児島将康

発行者　株式会社　中外医学社
　　　　代表取締役　青木　滋

〒162-0805　東京都新宿区矢来町62
　　　　　　電　話　03-3268-2701（代）
　　　　　　振替口座　00190-1-98814番

印刷・製本／横山印刷（株）　　　　　　〈HI・HO〉
ISBN 978-4-498-04822-5　　　　　　Printed in Japan

JCOPY ＜（社）出版者著作権管理機構 委託出版物＞

本書の無断複写は著作権法上での例外を除き禁じられています．
複写される場合は，そのつど事前に，（社）出版者著作権管理機構
（電話 03-3513-6969, FAX 03-3513-6979, e-mail: info@jcopy.
or.jp）の許諾を得てください．